Converse com o seu CÃO!

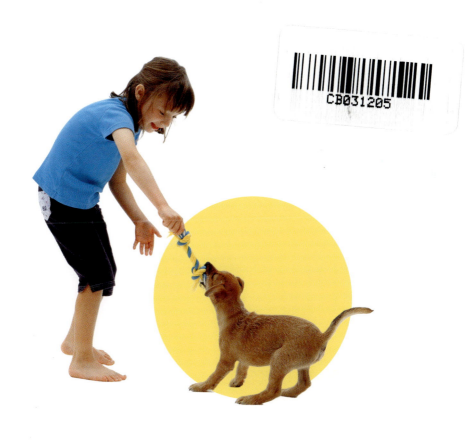

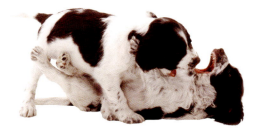

Título do original em inglês: *How to speak DOG!*
Copyright © 2008 Marshall Editions
Tradução para o território brasileiro – Copyright © Editora Manole Ltda.

Design: Alec Chin
Fotografia da capa: John Daniels
Tradução: Camila Aguiar Penha
Preparação, revisão e editoração eletrônica: Depto. editorial da Editora Manole

---

Dados Internacionais de Catalogação na Publicação (CIP)
(Câmara Brasileira do Livro, SP, Brasil)

Whitehead, Sarah
   Converse com o seu cão! / Sarah Whitehead ;
[tradução Camila Aguiar Penha]. -- Barueri, SP :
Manole, 2009.

   Título original: How to speak dog!
   ISBN 978-85-204-2854-2

   1. Cães - Comportamento - Literatura juvenil
2. Cães - Treinamento - Literatura juvenil
3. Comunicação homem-animal - Literatura juvenil
I. Título.

08-09812   CDD-028.5

Índices para catálogo sistemático:
   1. Cães : Literatura juvenil 028.5

Todos os direitos reservados.
Nenhuma parte deste livro poderá ser reproduzida, por qualquer processo, sem a permissão expressa dos editores.
É proibida a reprodução por xerox.
A Editora Manole é filiada à ABDR – Associação Brasileira de Direitos Reprográficos

1ª edição brasileira – 2009

Direitos em língua portuguesa adquiridos pela:
Editora Manole Ltda.
Av. Ceci, 672 – Tamboré
06460-120 – Barueri – SP – Brasil
Tel: (11) 4196-6000 – Fax: (11) 4196-6021
www.manole.com.br
info@manole.com.br

Impresso na China
Printed and bound in China by 1010 Printing International Ltd

Converse com o seu
CÃO!

Sarah Whitehead

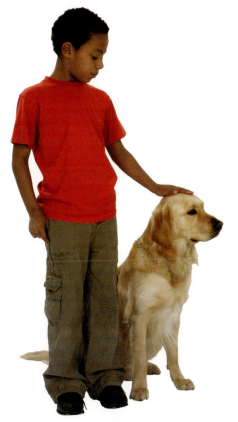

Manole

Sumário

6–7	Introdução

8   Você e o seu Cão

10–11	Um companheiro para a vida toda – as responsabilidades e alegrias de se ter um cão
12–13	Os primeiros dias
14–15	Lar, doce lar
16–17	Ameaças dentro e fora de casa
18–19	Saúde e limpeza
20–21	Exercício

22   Aprendendo a Linguagem do Cão

24–25	A linguagem dos cães como segunda língua
26–27	Linguagem do cão: corpo e cauda
28–29	Linguagem do cão: rosto e cabeça
30–31	Linguagem do cão: cheiros
32–33	Linguagem do cão: vocalizações
34–35	Quando é hora de brincar
36–37	Se o seu cão estiver com medo
38–39	Rancor: quais são os sinais?
40–41	Como o seu cachorro diz "Estou feliz!"
42–43	Entendendo as diferentes raças dos cães
44–45	Teste canino

46   Converse com o seu Cão

48–49	O que os cães acham sobre o adestramento
50–51	Recompensas, recompensas, recompensas!
52–53	Para começar
54–55	Treinamento em casa

56–57	Lições para a vida
58–59	Não faça isso!
60–61	Deite!
62–63	Atender ao ser chamado
64–65	Passeando na coleira
66–67	Largar comida e objetos
68–69	Truques: rolar e dar a pata
70–71	Truques: girar e andar em formato de "oito"
72–73	Truques: andar para trás e ir buscar
74–75	Tome cuidado com cachorros desconhecidos

76 Jogos e Brincadeiras

78–79	Jogos para solucionar
80–81	Jogando com brinquedos
82–83	Buscas fora de casa
84–85	Esportes e eventos
86–87	Perguntas que você sempre quis fazer
88–89	Por que o meu cachorro...?

90–91	Glossário
92–93	Sites e Instituições
94–96	Índice Remissivo
96	Agradecimentos

Introdução

Nossos cachorros não são apenas bichos de estimação – eles são membros de nossa família. Ao conhecer e entender o seu cão, vocês poderão se comunicar um com o outro e criar uma relação única.

Comunicar-se com o seu cão é muito fácil quando você sabe como! É como aprender uma outra língua; é importante ser paciente e entender que há muitas diferenças e semelhanças entre a nossa própria língua e aquela que estamos aprendendo. Os cachorros podem não utilizar palavras para se expressar, mas eles têm muitos outros meios de demonstrar seus sentimentos e intenções. Ao aprender as expressões faciais e o que as posturas do seu cão significam, você entrará em um intrigante universo da vida de uma espécie completamente diferente. E, ao mesmo tempo, ao aprender a responder a essas reações, vocês ficarão ainda mais próximos.

Apesar de todos os cães apresentarem as características caninas básicas, há enormes diferenças entre as diversas raças, os tipos e até mesmo as características individuais. Da mesma forma que um humano, cada cachorro tem suas próprias características, preferências e necessidades. Assim, nós devemos ter certeza de que conhecemos bem essas qualidades únicas deles.

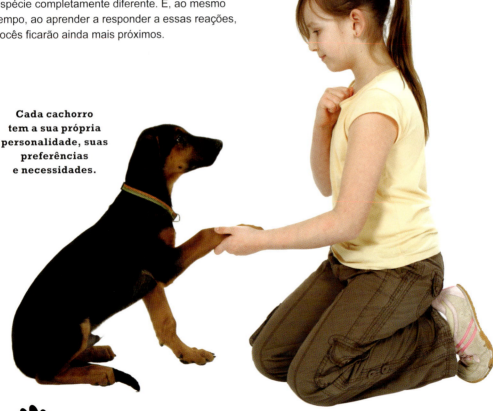

Cada cachorro tem a sua própria personalidade, suas preferências e necessidades.

Introdução 7

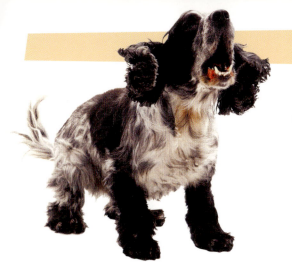

Os cachorros se comunicam pelo latido. Já os humanos, às vezes, podem gritar!

Se você quer apenas um animal de estimação bem-comportado ou sonha com um campeão adestrado, em qualquer uma das situações, o seu cão precisa de segurança, cuidado, companhia e carinho. Ele precisa ser recompensado por bom comportamento, ser compreendido dentro da sua individualidade e ter a chance de expressar seus instintos naturais. Nossa função é a de aprender o máximo que for possível sobre os nossos cães, para que eles sempre estejam felizes, saudáveis e satisfeitos, até envelhecerem. Mas e qual é a nossa recompensa? A resposta é: o melhor amigo que alguém poderia ter!

Claro que, para viverem conosco, os cães devem aprender a se comportar e a se comunicar com as pessoas. Assim como nós, eles precisam aprender a ser educados, a se adequar a determinada rotina e estilo de vida. Ensinar o seu cachorro não deve ser uma batalha ou uma obrigação, deve ser agradável e divertido para ambos os lados. Todo esse processo será muito mais fácil e gratificante se você entender o que o seu cachorro está "dizendo", e ele ficará feliz em passar o tempo com você e em aprender novas habilidades a cada oportunidade que surgir.

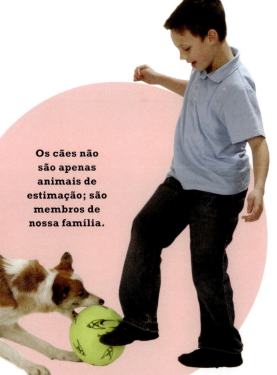

Os cães não são apenas animais de estimação; são membros de nossa família.

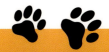

Você e o seu Cão

Os cães são incríveis! São amáveis, divertidos, brincalhões, carinhosos e fiéis. Eles podem ajudar no trabalho do campo, serem cães-guia, podem nos proteger, trabalhar como cães farejadores e nos fazer companhia.

Você não ia deixar de cuidar do seu melhor amigo da melhor forma possível, não é mesmo? Os cães precisam de alimento, água e um lugar bem aconchegante para descansar. Também precisam de exercício para se manter em boa forma, ser escovados para manter uma boa aparência e cuidados médicos para manter a saúde. Todos eles precisam ser ensinados sobre como se adequar às nossas vidas, e precisam de companhia e proteção também. Assim como os humanos, todos os cães são diferentes uns dos outros, e cada um terá necessidades um pouco diferentes dos outros, dependendo da idade, da raça e dos gostos individuais. Aprender quais são exatamente as necessidades do seu cão pode ser algo muito divertido e, quanto mais entender, mais vai gostar dele!

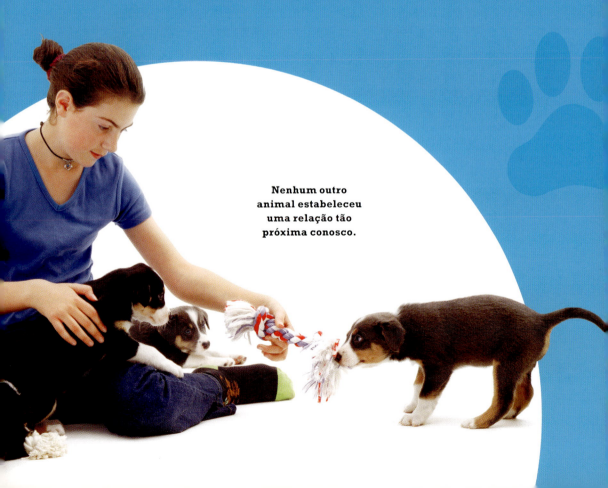

Nenhum outro animal estabeleceu uma relação tão próxima conosco.

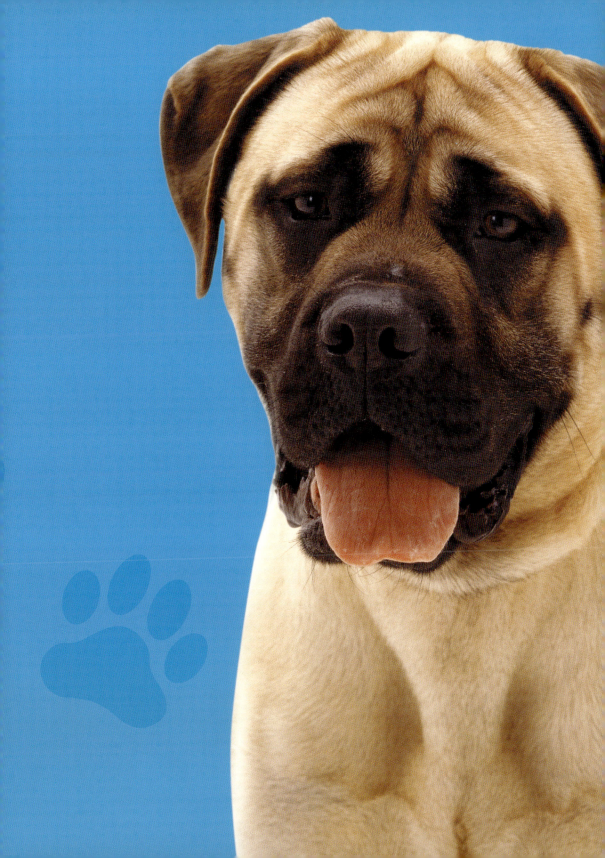

Um companheiro para a vida toda – as responsabilidades e alegrias de se ter um cão

Ter um cachorro significa tanto diversão quanto responsabilidade. Seu cachorro estará com a sua família pelo resto da vida dele, e é seu dever assegurar que ele viva cada dia da melhor forma. Ele nos proporciona tantas coisas boas, como companhia, confiança, proteção e diversão, e nós somos responsáveis para que cada fase de sua vida seja a melhor possível.

Infância

Assim como um bebê, um filhote é totalmente dependente da sua mãe para crescer e se desenvolver, mas ele aprende a andar muito rápido e a explorar seu novo universo. Você deverá continuar o papel de mãe com ele, dando-lhe comida, água, um lugar para dormir, carinho e educação. Dessa forma, ele fará parte da sua vida e da vida da sua família.

Os filhotes precisam aprender a se comportar socialmente para que possam se comunicar com outros cachorros e conosco, e isso significa misturar-se com seus semelhantes. Assim como as crianças vão para o jardim de infância, os filhotes já precisam começar a aprender ensinamentos básicos. Eles devem aprender comandos como "sentar" e "deitar" e a vir quando forem chamados. Eles também precisam aprender a se divertir com outros cães da mesma idade. Dar aulas aos filhotes é a maneira ideal de ensiná-los e é muito divertido para nós também!

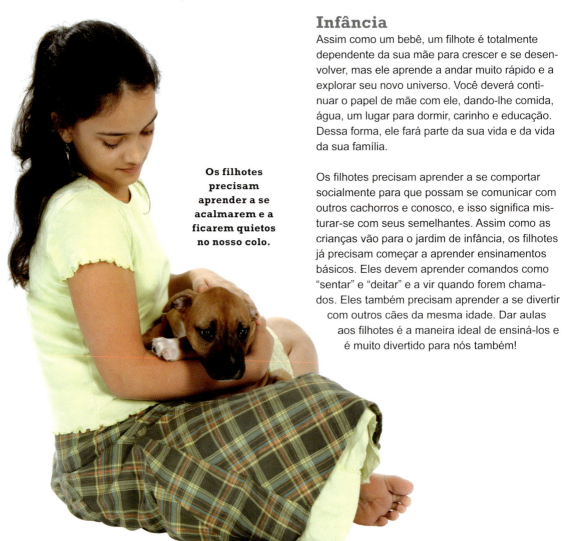

Os filhotes precisam aprender a se acalmarem e a ficarem quietos no nosso colo.

Adolescência

Com cerca de 5 meses de idade, seu filhote começa a tornar-se um adolescente – o equivalente a um humano adolescente! Às vezes, essa fase pode ser estranha. Seu cão pode parecer um pouco desajeitado e atrapalhado conforme seu corpo se desenvolve. Nessa fase, é importante mantê-lo em contato social com outros cães e com outras pessoas também, para que ele continue a desenvolver boas habilidades de comunicação. Seja paciente e continue com os ensinamentos. Nessa fase de aprendizagem, é como se ele estivesse entrando para o primeiro ano do ensino médio.

Vida adulta

A maioria dos cães pára de crescer aos 18 meses de idade, mas continua a amadurecer até cerca dos 3 anos de idade. Alguns cães se desenvolvem mais rapidamente que outros; isso parece depender do tamanho – cães muito grandes tendem a crescer mais rápido que os de menor porte. O seu cão ainda vai gostar de aprender novos truques e habilidades depois de alcançar a maturidade, e isso será importante para manter um relacionamento divertido com ele.

Velhice

Cães mais velhos são maravilhosos para passar o tempo. Eles entendem a sua rotina e a da sua família, e entram em completa sintonia com os nossos sentimentos e ações. Apesar de um cão mais velho não ser mais tão ativo, com bons cuidados, boa alimentação e exercícios, não há motivos para ele não continuar a aproveitar os passeios, os ensinamentos e, acima de tudo, a sua companhia, até a idade dele avançar ainda mais!

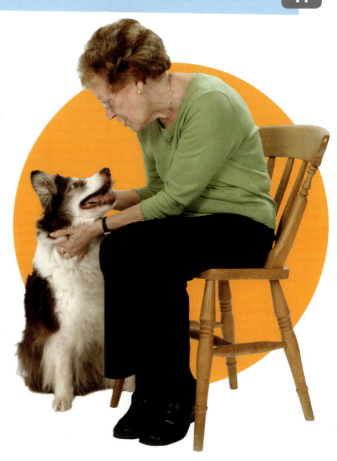

Os cães envelhecem mais rápido que nós, mas eles sempre terão um espírito jovem.

FATO SOBRE OS CÃES

Acreditava-se que 1 ano de vida humana era equivalente a 7 anos de vida do cão. Assim, um cão de 2 anos seria o equivalente a um adolescente de 14 anos, e um cão de 7 anos, o equivalente a uma pessoa de 49 anos. Porém, nos últimos anos, cálculos mais precisos foram feitos com base nas características individuais de cada cão, como raça, saúde e comportamento.

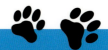

Você e o seu Cão

Os primeiros dias

Os filhotes nascem após 58 a 68 dias no útero da mãe – geralmente em grupos chamados "cria". Quando nascem, ele são cegos, surdos e não conseguem andar ou correr ainda, mas se desenvolvem incrivelmente rápido, em especial se comparados aos humanos. Enquanto os bebês ainda não conseguem andar, os filhotes já estão crescidos e conseguem correr e pular como cães adultos!

Anote no calendário o progresso do seu cão

De 0 a 2 semanas de idade

Filhotes nascem cegos e surdos. Eles se arrastam até as suas mães para se alimentarem, têm olfato apurado, e precisam da mãe para mantê-los aquecidos e ajudá-los a "ir ao banheiro".

De 2 a 4 semanas

Os filhotes começam a abrir os olhos quando têm 2 semanas de idade, mas ainda não podem enxergar muito claramente. Eles podem ouvir sons mais altos e reagirão a eles com medo. Filhotes nessa idade são equivalentes a bebês de 18 meses; conseguem andar, mas ainda não estão muito firmes!

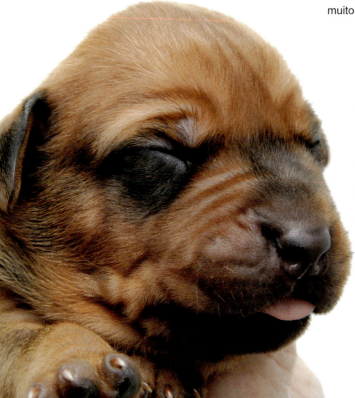

Com menos de 2 semanas de idade, este filhotinho ainda é cego. Ele só consegue cheirar tudo o que "vê" pela frente!

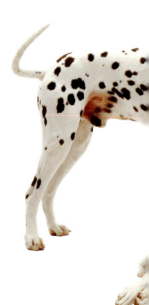

Você e o seu Cão   13

De 4 a 8 semanas

Em 4 semanas, os filhotes passam de totalmente dependentes de suas mães a independentes, curiosos e arteiros! Eles já podem comer alimento sólido, andar, correr, escalar e brincar, e adoram brincar de luta com seus irmãozinhos! Filhotes nessa idade são como crianças de 5 anos. Eles começam a usar sinais entre eles para perguntar aos outros se querem brincar ou para demonstrar quando estão incomodados com algo. São quase como crianças brincando no playground.

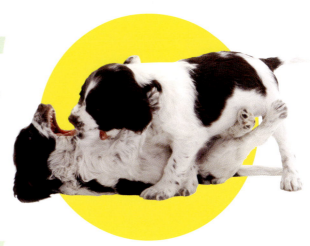

Indo para casa

A maioria dos filhotes vai para sua nova casa quando estão com cerca de 8 a 12 semanas de idade. É importante lembrar que eles estavam acostumados com a companhia e o conforto da mãe e dos irmãos desde o dia em que nasceram, e que podem sentir solidão e medo quando perceberem que estão sozinhos pela primeira vez. Alguns filhotes choram à noite por causa disso.

Para ajudar a acalmar, você pode colocar uma garrafa com água morna debaixo da caminha dele, para que fique aquecido, e um brinquedo macio feito especialmente para cães, para lhe fazer companhia. Você vai perceber que o seu filhote dormirá melhor nas primeiras noites se estiver perto de você e da sua família. Afinal de contas, você tomou o lugar dos irmãozinhos dele.

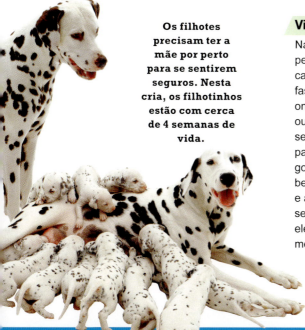

Os filhotes precisam ter a mãe por perto para se sentirem seguros. Nesta cria, os filhotinhos estão com cerca de 4 semanas de vida.

Vida ocupada!

Nas primeiras semanas no novo lar, você vai perceber que o seu filhote gosta de comer, brincar e.... dormir! Dormir é muito importante nessa fase; portanto, reserve um local para ele dormir onde não seja perturbado. Uma cesta confortável ou uma cama feita para cães é o ideal. Tenha sempre vários brinquedos próprios para filhotes para ele brincar. Não se esqueça de que ele gosta de morder tudo e, no começo, ele não saberá a diferença entre os brinquedos de morder e as nossas coisas preferidas! Portanto, deixe seus objetos preferidos longe do filhote para que ele aprenda que eles são seus e que não deve mexer neles.

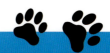

Lar, doce lar

É gostoso e divertido ter um filhote em casa, mas é importante que ele se habitue a uma rotina que o ajude a se sentir feliz e seguro. Você e sua família devem decidir juntos as regras da casa que serão apresentadas para ele – e todos da família devem seguir essas regras.

Dormir bem

Decida onde o seu cãozinho irá dormir, e evite mudar de lugar depois. Se você deixá-lo dormir debaixo de um cobertor enquanto ele for pequeno e fofinho, ele vai achar que pode dormir no mesmo lugar quando já estiver grandão e sujo! Você deve reservar uma cama confortável em algum lugar calmo para ele e deixá-lo dormir sem ser perturbado.

Sentar-se educadamente

Permitir que o seu cão suba nos móveis da casa é uma opção sua. Lembre-se de que, quando ele crescer, ficará grande e peludo! Se achar melhor que ele não suba no sofá ou nas cadeiras, então ensine isso desde pequeno.

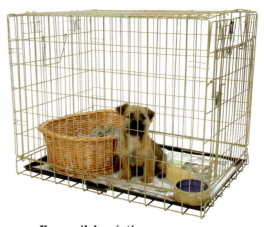

Um canil doméstico pode parecer uma jaula para nós, mas ele oferece segurança e proteção.

Hora de comer

Seu cão precisa ter comedouro e bebedouro próprios à disposição, e precisa ter paz e tranqüilidade quando estiver comendo. Para garantir que ele não fique preocupado que você vá tirar a comida dele, uma boa dica é colocar um pouquinho a mais de comida de vez em quando, enquanto ele estiver comendo. Assim, ele vai confiar que você dará comida a ele, e que não vai tirar.

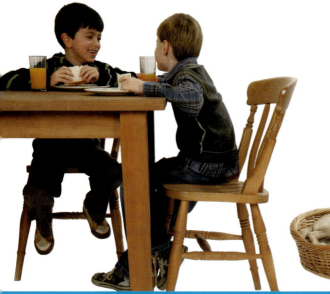

Que cachorro mais educado... Aprender a esperar na caminha não é fácil!

Você e o seu Cão 15

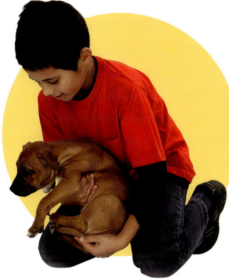

> **DICA IMPORTANTE**
> A maioria dos filhotes não gosta de ser carregada, e existe uma boa razão para isso. Na vida selvagem, apenas os filhotes bem novinhos são carregados pelos seus pais e pelos outros cães. Quando têm mais de 6 semanas, os filhotes são carregados apenas quando estão em perigo! Por isso, carregue o seu filhote apenas quando houver um adulto por perto para ajudar você. Certifique-se de manter uma mão na parte de baixo para apoiar o peso dele e segure firme, pois ele pode se machucar se cair.

Tenha cuidado comigo! Lembre-se de segurar bem seu filhote.

Boas maneiras

Seja incisivo com a sua família: combinem de nunca dar comida da mesa ou do prato ao seu cachorro enquanto vocês estiverem comendo. Se você der um pouquinho da sua comida, mesmo que de vez em quando, não fique surpreso se ele sentar perto de você babando, ou tentar roubar o seu lanche! Peça a ele para ir para a cama dele enquanto você estiver tomando café-da-manhã, almoçando ou jantando, ou mesmo se você estiver lanchando. Dê um brinquedo de morder para ele ficar feliz e distraído.

Dicionário do seu cão

Os cães precisam aprender o que significam todas as palavras que usamos com eles. Até ele aprender a fazer associações com as palavras, não deduza que ele entenderá o nome dele ou as palavras "não" e "muito bem". Para ajudar o seu cão a entender a sua língua, uma boa dica é montar um dicionário para ele, para que todos na família usem as mesmas palavras. Por exemplo, se quiser que o seu cão se deite, decida qual das palavras vai usar, "deite" ou "abaixe". Quando decidir os comandos, escreva cada um deles num quadro, como no exemplo abaixo, e fixe na geladeira para que todos vejam.

Palavra	Ação
Por exemplo: "deite"	"Fazer o Shadow deitar imediatamente"

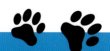

Ameaças dentro e fora de casa

Quando tiverem cerca de 3 semanas de idade, a primeira e afiada dentição do seu filhote vai começar a nascer; uma dentição que um tubarão sentiria orgulho de ter!
Eles adoram morder e mastigar as coisas, porque isso ajuda a aliviar o incômodo da dentição que está se formando. E morder também é divertido para eles! Por isso, a maioria dos filhotes morde quase tudo; portanto, nós devemos garantir a segurança deles para que não mordam coisas perigosas ou engulam algo que possa lhes causar mal.

Em casa

Há muitos objetos na sua casa que, se o seu cão pegar ou comer, podem fazer mal a ele. Alguns objetos podem parecer inofensivos para nós, mas são perigosos para ele. Por exemplo, as pessoas adoram chocolate, mas é veneno para o seu cão. Uva passa e cebola podem lhes causar problemas também.

Brinquedos são ótimos para diversão, mas garanta que, se estes forem mastigados, não soltem partes que possam ser engolidas. Bolas muito pequenas podem facilmente ficar presas na garganta dele. Às vezes, eles tentam morder coisas que não são brinquedos, e objetos como agulhas e elásticos, por exemplo, são itens muito perigosos. Garanta que esses tipos de objetos fiquem guardados em um local seguro.

Tome muito cuidado ao guardar medicamentos e produtos químicos em casa, como produtos de limpeza, que devem ficar longe do seu cãozinho curioso. Mesmo um ou dois comprimidos de remédio podem deixá-lo muito doente.

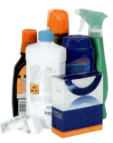

Mantenha os produtos químicos longe do alcance do seu cachorro.

No jardim

Provavelmente, seu cachorro adora brincar no jardim, mas mesmo no jardim a segurança dele precisa ser garantida. Algumas plantas podem ser tóxicas para cães, e ingerir os bulbos das flores é muito perigoso.

Mantenha seu cachorro longe de maquinários, por exemplo o cortador de grama, e nunca permita que ele se aproxime de produtos químicos, como fluido de radiador, que é altamente nocivo.

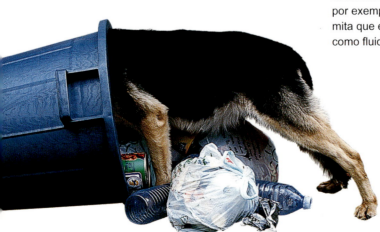

Cães curiosos cheiram todos os lugares. Você deve garantir que não encontrem nada que vá lhes fazer mal.

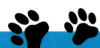

Você e o seu Cão

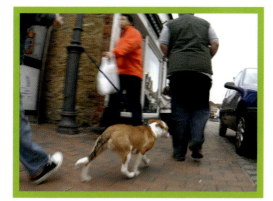

Levando para passear

Nós adoramos levar nossos cachorros para passear, mas você precisa ser o anjo-da-guarda do seu cão quando estiverem fora de casa também. Se estiver próximo a vias com trânsito de automóveis, próximo a locais onde possa haver outros animais, ou se você não conhece a região, mantenha seu cachorro sempre próximo de você e preso na coleira. Não o solte da coleira se não houver nenhum adulto para supervisionar. Por mais tentador que seja, não jogue galhos de árvore para o seu cachorro buscar. O galho pode facilmente se quebrar em pequenos pedaços que podem ficar presos na boca ou na garganta do seu cão, o que pode ser perigoso.

Pense como um cachorro!

A melhor forma de manter seu cão seguro é treiná-lo a andar direito na coleira e a atender quando você chamar. Isso também nos ajuda a pensar como eles! Vãos em cercas, pedaços da sua comida e objetos pequenos, para a maioria dos cães, são tentações, assim como correr atrás de outros animais. Comportamentos instintivos podem colocar seu cão em situações de risco – nós devemos garantir a segurança dele.

TESTE RÁPIDO

Você sabe como manter seu cão protegido? Marque uma alternativa para cada pergunta, e então verifique quantas respostas corretas você marcou para ver quão seguro o seu filhote é.

1. Qual dessas comidas é nociva ao seu cachorro?
a) Laranja.
b) Chocolate.
c) Leite.

2. O que você deve fazer se o seu cachorro parecer doente?
a) Levá-lo ao veterinário.
b) Dar-lhe um tapinha.
c) Cobri-lo com um cobertor.

3. Seu cão pegou um galho de árvore e quer brincar, você:
a) Joga o galho para ele pegar.
b) Tenta distraí-lo para que ele largue o galho de árvore e esqueça dessa brincadeira.
c) Corre atrás dele para tentar lhe tomar o galho de árvore.

4. Seu cachorrinho está entediado enquanto você assiste à TV. Ele tenta morder o pé da mesa; então, você:
a) Briga com ele e o põe por se comportar mal.
b) Ignora. Você não quer perder seu programa preferido.
c) Dá um brinquedo de morder para mantê-lo ocupado.

5. Você leva seu cachorrinho para passear em algum lugar que você não conhece. Você:
a) Deixa-o sem a coleira para que ele possa andar à vontade.
b) Mantém o seu cão preso na coleira até saber se há alguma estrada por perto ou outros animais.

Respostas: 1. (b); 2. (a); 3 (b); 4. (c); 5. (b)

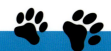

Saúde e limpeza

A escovação do pêlo deve ser feita todos os dias para manter seu cão saudável e limpo, e para examinar se há alguma doença ou pulgas. Isso também permite que vocês fiquem mais próximos. Torne a escovação algo divertido; assim, ele sempre ficará feliz ao ser escovado!

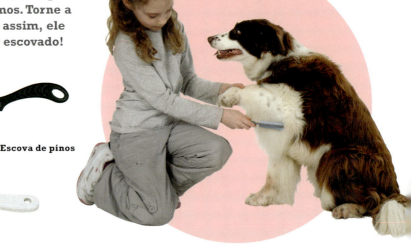

Ensine seu cachorro a ficar sentado e quieto para ser escovado e penteado. A escova não é um brinquedo!

Escova de metal

Escova de pinos

Escova macia

Escovação

O material que você vai precisar depende do tipo de pêlo do seu cachorro, mas nenhum material deve incomodá-lo ou ser afiado. Se ele tiver um pêlo curto e macio como o do Boxer ou do Pug:

1 Primeiro utilize um pente de borracha para retirar as células mortas, a sujeira e os pêlos soltos.

2 Para deixar o pêlo brilhante, passe um pedaço de tecido de camurça ou de veludo.

DICA IMPORTANTE

Algumas pessoas gostam de escovar os dentes de seus cães com escova de dente e pasta de dente especiais para cães. Aos poucos, você vai ter que acostumá-lo com a escovação, que pode provocar uma sensação estranha para ele no começo. Porém, a tentação da pasta de dente com sabor de fígado sempre ajuda!

Muitas raças populares, como o Golden Retriever e o Pastor Alemão, têm pêlo duplo. Uma camada de pêlo macio por baixo serve como proteção contra o frio. A camada de pêlo mais grossa por cima é resistente à água. Se o seu cão tem um pêlo mais longo:

1 Use uma escova macia para remover os pêlos caídos e as células mortas das camadas de pêlo inferior e superior.

2 Agora escove a camada de pêlo inferior com uma escova de cerdas longas.

3 Seja bem cuidadoso ao pentear as partes mais sensíveis, como atrás das orelhas, nuca e patas.

Assim que terminar de pentear o seu cachorro, é hora de examinar as orelhas, os olhos e os dentes.

Você e o seu Cão

Examinando as orelhas

Com um petisco em uma mão, levante cuidadosamente cada uma das orelhas do seu cão para que possa olhar a parte interna. Elas devem ser cor-de-rosa e estar limpas, não devem apresentar nenhum odor e nenhuma secreção marrom. Se houver secreção, ou se o seu cachorro estiver coçando as orelhas ou segurando a cabeça de um lado só, pode ser que ele esteja com uma infecção no ouvido; portanto, você deve levá-lo ao veterinário. Nunca introduza nada no ouvido dele, mas limpe a parte externa com um pedaço de algodão seco se for necessário. E dê-lhe a recompensa (isto é, o petisco) por ter sido paciente!

Examinando os olhos

Os olhos do seu cachorro devem estar limpos e brilhantes, sem nenhuma vermelhidão ou secreção. Os cachorros têm uma terceira pálpebra que cobre os olhos quando eles não estão bem. Isso pode ser uma indicação que é preciso levá-lo ao veterinário.

Examinando os dentes

Com um pouco de petisco em uma mão, use a outra para cuidadosamente elevar um lado dos lábios do seu cachorro, e depois o outro lado, para que possa ver seus dentes. Eles estão limpos e brancos? Se notar mau hálito ou dentes muito amarelados, é melhor pedir para o veterinário examinar. Dê ao seu cão a recompensa saborosa por se comportar bem ao ser examinado!

JOGO DA ESCOVAÇÃO

Sobre uma mesa ou sobre o parapeito de uma janela, onde o seu cachorro possa ver mas não possa alcançar, alinhe 10 petiscos de recompensa para ele. Escove ou examine cada uma das partes listadas abaixo, e dê cada uma das recompensas por bom comportamento. Siga a lista até o fim, até você ter escovado e examinado todas as 10 partes e até ele ter recebido todos os petiscos!

1. Escove a cauda dele.
2. Pegue as patas dianteiras e examine as unhas.
3. Escove as patas traseiras.
4. Examine os dentes.
5. Examine as orelhas.
6. Escove desde a cabeça até a cauda, passando por toda a região das costas.
7. Examine os olhos.
8. Escove o peito dele.
9. Examine a pata direita traseira.
10. Escove a barriga.

Escovar e examinar o seu cachorro vai ajudar a aumentar a confiança entre vocês. Tente escová-lo todos os dias.

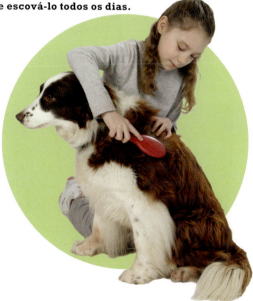

FATO SOBRE OS CÃES

Não tem como o seu cão comunicar que não está se sentindo bem; a única forma de ele "avisar" isso é se comportando de forma estranha. Preste atenção nos sinais, ele pode parecer quieto demais, sem energia, pode querer dormir ou beber água mais que o normal ou pode estar irritado. Sempre leve-o ao veterinário se estiver preocupado com a saúde ou o comportamento de seu cão.

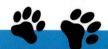

Exercício

Uma das melhores coisas quando se é dono de um cão é levá-lo para passear e se divertir fora de casa! Fazer exercício é bom para os nossos animais de estimação e para nós, mas fazer a mesma caminhada todos os dias pode se tornar algo entediante. Em vez disso, tente planejar novas aventuras e atividades para toda a família participar. Lembre-se de ficar atento a eventuais perigos para o seu cão.

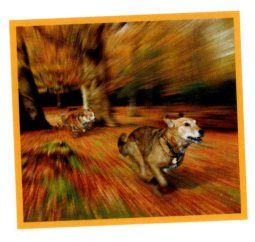

DICA IMPORTANTE
Pense no que deixa o seu cachorro mais feliz (ver p. 40 para ajudar você a lembrar). Se você tem um Terrier, provavelmente ele gosta mais de perseguir e cavar! Se tem um cão de caça, ele pode gostar muito de nadar e brincar de pegar. Veja quais são as atividades que mais combinam com o seu cão.

Esconde-esconde
Se tiver a oportunidade de levar o seu cão a um parque local, aproveite todo o espaço disponível. Explore o local e brinque de esconde-esconde. Segure o seu cachorro até um de vocês se esconder atrás de uma árvore e, depois, solte-o para ele ir procurar! Assim que encontrar, a pessoa então o segura pela coleira e a brincadeira começa de novo!

Na água
Muitos cães adoram nadar. Algumas raças, como o Terranova, eram criadas para isso. O Terranova, que é de grande porte, tem uma pelagem especial e patas com membranas natatórias que os ajudam a se mover na água. Em alguns lugares é possível encontrar piscinas especiais para cães. Outros lugares perfeitos para um mergulho são lagos, riachos e, claro, o mar. Porém, certifique-se de que na beira da água haja uma parte rasa onde o seu cachorro possa subir com facilidade. Se ele nunca nadou, ajude-o aos poucos e deixe que ele comece a nadar no seu próprio ritmo – passe confiança. Nunca o empurre para a água, isso poderá desmotivá-lo para o resto da vida.

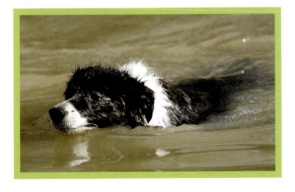

Nadar é um ótimo exercício. Cães de determinadas raças têm até membranas natatórias nas patas, que os ajudam a se mover na água!

Atividade no parque

Vão para o campo? Aproveite os obstáculos que a natureza proporciona! Motive o seu cão a subir em troncos de árvores e a andar por troncos caídos. Ele pode saltar sobre galhos e passar por arbustos, como se realmente estivesse em um caminho de obstáculos. Dê petiscos como recompensa, para encorajá-lo a explorar.

Fanático por futebol

Muitos cães são jogadores de futebol natos! Alguns são melhores movimentando a bola, enquanto outros são melhores como goleiros. Descubra em que o seu cão é melhor. Se ele nunca jogou antes, comece ensinando-o a empurrar a bola com a cabeça ou com o nariz. A maioria deles faz isso quando você dribla a bola em vez de chutá-la com força. Elogie o seu cachorro e empurre a bola de volta se ele jogá-la para você. Alguns cães gostam de agarrar a bola com os dentes; se o seu faz isso, então você pode usar uma bola rígida que não estoure!

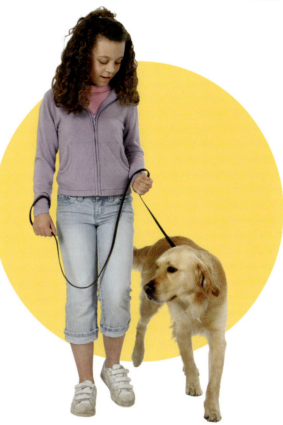

Todos os cães adoram sair para passear. Fazer um bom treinamento significa que você tem orgulho de levar o seu animal de estimação para qualquer lugar.

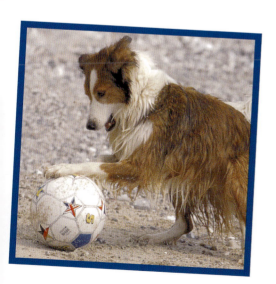

FATO SOBRE OS CÃES

Os cães precisam de diferentes ritmos de exercícios, dependendo da raça, da idade e do preparo físico. Filhotes não devem fazer mais de duas caminhadas de 20 minutos por dia, pois as suas articulações e os seus ossos ainda não estão totalmente maduros. Após 1 ano de idade, a maioria das raças (exceto raças de grande porte como o Dogue Alemão e o São Bernardo) consegue praticar o quanto você quiser de exercícios, mas faça-o praticar aos poucos para evitar lesões.

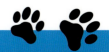

Aprendendo a Linguagem do Cão

Os cães não falam português! Eles se comunicam usando a linguagem corporal e as expressões faciais. Eles também reproduzem uma série de sons, como uivos, latidos, rosnados e ganidos. Diferentemente de nós, eles têm a vantagem extra de serem capazes de se comunicar por meio do olfato apurado. Os cães conseguem se reconhecer entre si e nos reconhecer apenas pelo olfato!

Ao aprender a linguagem corporal do seu cão, você vai saber o que ele está sentindo: se está feliz, alegre, bravo ou confuso. Dessa maneira, você poderá responder de acordo. Assim como nós, os cães têm diferentes sentimentos, mas geralmente eles são mal interpretados pelas pessoas que não despenderam tempo para aprender a linguagem dos cães. Para aprender qualquer língua, são necessários tempo e paciência.

Uma forma de praticar é olhar para o seu cão e perguntar a você mesmo o que ele pode estar pensando e sentindo. Toda essa lição de casa é compensadora, pois você poderá se comunicar com ele e certificar que você e o seu melhor amigo se entendam.

Reserve um tempo para aprender a linguagem dos cães. Você terá orgulho disso!

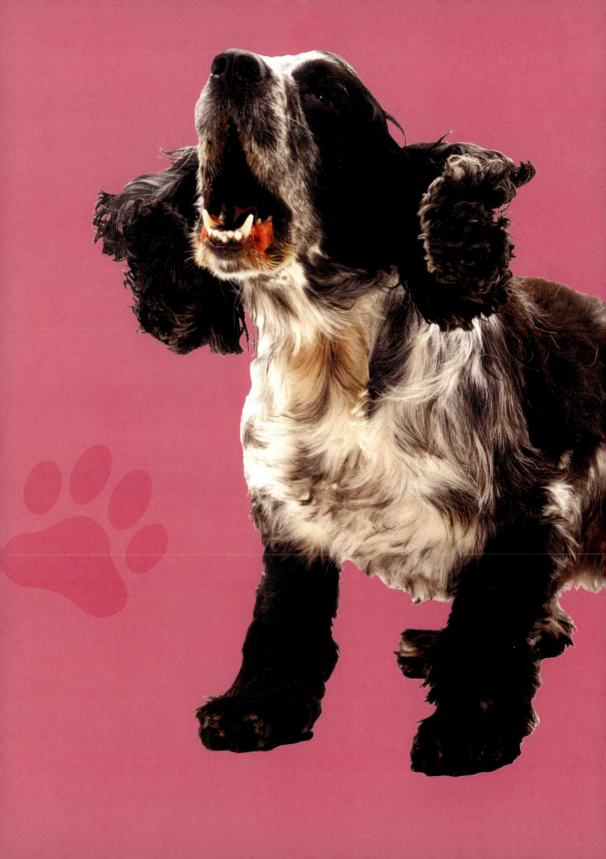

Aprendendo a Linguagem do Cão

A linguagem dos cães como segunda língua

Pode ser divertido e prazeroso aprender a língua dos cães! Se você é bom em prestar atenção nele e reparar em todos os pequenos sinais, você vai se tornar um especialista muito rápido.

Sentidos superapurados

Alguns sinais são fáceis de entender, porque são parecidos com os dos humanos. Porém, outros sinais são muito diferentes, e nós não podemos achar que os cães nos entendem o tempo todo!

Você já percebeu que eles prestam atenção em tudo o que está acontecendo? Alguns cachorros conseguem até prever quando vamos sair, ou quando visitas estão chegando. Não se trata de sexto sentido, mas de habilidade em perceber pequenas mudanças em nosso comportamento, e essas mudanças dizem a eles que algo está para acontecer.

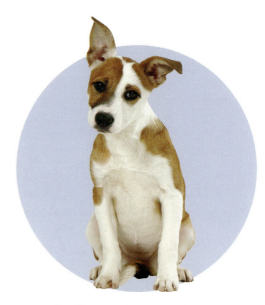

Os cães nos observam o tempo todo e aprendem a nossa linguagem corporal. Nós precisamos fazer o mesmo!

Os cães são tão bons nisso que alguns são treinados para detectar quando uma pessoa está para sofrer um ataque epilético. Eles podem prever os ataques com uma hora de antecedência, o que dá tempo suficiente às pessoas para se prevenirem e buscarem ajuda médica.

DICA IMPORTANTE

Tente se colocar no lugar dos cães por um dia, vivendo no mundo dos humanos. Imagine conhecer diversas pessoas que se comportam, soam e cheiram de maneira muito diferente e parecem ser muito diferentes. Nós falamos demais e fazemos barulho, e depois esperamos que nossos cães atendam aos comandos – isso deve ser muito confuso para eles!

FATO SOBRE OS CÃES

Apesar de as raças de cães parecerem muito diferentes, todos eles falam a mesma língua e se entendem entre si. Porém, é importante que eles brinquem entre eles e conosco quando ainda são filhotes para poderem desenvolver suas habilidades sociais.

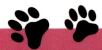

Aprendendo a Linguagem do Cão

É falta de educação encarar

Os cães olham nos olhos para se comunicarem uns com os outros e conosco. Olhar fixamente nos olhos é um pouco ameaçador para os cães, assim como é para as pessoas. Nós também nos sentimos incomodados se alguém nos encara. Por isso, alguns cães não gostam de olhar nos olhos dos seus donos – eles estão sendo educados ao desviar o olhar!

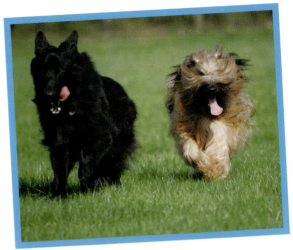

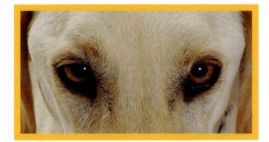

Os cães têm as mais variadas formas e tamanhos, mas eles precisam aprender a entender uns aos outros, independentemente de suas aparências.

Os humanos são esquisitos

Assim como devemos aprender o significado das posturas e dos sinais dos nossos cães, eles também têm de aprender o que as pessoas querem dizer quando falam e fazem gestos. Pense em como você parece e soa do ponto de vista do seu cachorro: quando sorri, você mostra os seus dentes, mas está sendo afetuoso. Na linguagem canina, esse gesto pode significar encrenca. Quando você brinca, você corre, grita e berra, e é muito divertido para nós, mas os cães têm de saber que você não está machucado e nem se comportando como uma presa. Os humanos se comportam de maneiras que podem parecer estranhas para eles. E, como se não bastasse, nós também devemos aparentar e cheirar de maneiras muito diferentes para nossos cães: nós usamos óculos e chapéu, às vezes os homens têm barbas e as mulheres se maquiam e passam perfume. Essas coisas nos fazem aparentar e cheirar de forma muito diferente para os nossos animais de estimação; talvez não deva ser novidade que os cães às vezes fiquem com medo de pessoas com aparências diferentes. Tente imaginar como deve ser para um cachorro conhecer alguém com um capacete de motocicleta pela primeira vez!

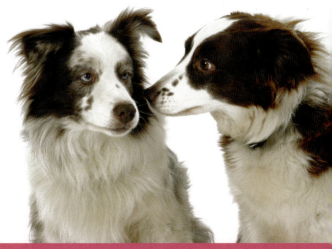

O que você acha que esses dois Collies estão 'dizendo' um para o outro por meio da linguagem corporal?

26 Aprendendo a Linguagem do Cão

Linguagem do Cão: Corpo e Cauda

A cauda dos cães é uma parte importante do sistema de comunicação deles. É muito comum pensar que eles estão sempre felizes quando abanam o rabo, mas é mais complexo e sutil que isso. Eles podem expressar felicidade, raiva, insegurança e medo por meio do movimento e da posição de suas caudas.

Movimentos largos ao abanar o rabo
Os cães cumprimentam e expressam amizade com suas caudas. Normalmente, eles abanam o rabo em uma altura média e com movimentos largos para demonstrarem isso. Quando ele abanar o rabo dessa maneira e sua expressão facial estiver calma e amigável, pode ter certeza que ele está feliz em ver você!

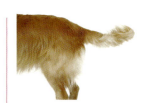

Cumprimentos em moinhos de vento!
Alguns ficam tão felizes em ver você que o rabo deles abana em círculos como um moinho de vento! Isso acontece porque o movimento de abanar é tão largo que acaba fazendo círculos, e não apenas indo de um lado para o outro. Isso equivale a um sorriso de orelha a orelha!

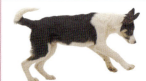

Rabo entre as pernas
Se você vir um cachorro com o rabo entre as pernas, até embaixo de seu corpo, provavelmente ele não está nem um pouco feliz, e provavelmente está com medo de algo ou de alguém. Ele prende o rabo embaixo para proteger a barriga e a parte de baixo.

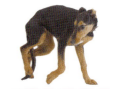

Rabo abanando baixo
Quando se sentem inseguros em alguma situação, os cães geralmente abanam baixo as suas caudas. Algumas vezes, suas caudas parecem presas nas patas traseiras, e acredita-se que esse movimento do rabo os ajuda a espalhar seu cheiro; assim, abanar dessa forma pode fazer com que outros cães saibam que ele está apreensivo.

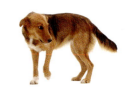

Rígido, com a cauda para cima
Quando estão tensos ou bravos eles podem ficar com o rabo parado ou para cima. Algumas vezes o rabo parece até vibrar quando abanam, como se mostrassem uma bandeira vermelha para os outros cães, demonstrando perigo!

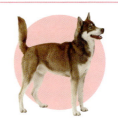

Aprendendo a Linguagem do Cão 27

FATO SOBRE OS CÃES

Acredita-se que as caudas dos cães sejam sinais visuais para outros cães, para expressarem seus sentimentos e suas intenções. Provavelmente os movimentos da cauda também têm a função de ajudar a espalhar o cheiro do cachorro, que também contém informações.

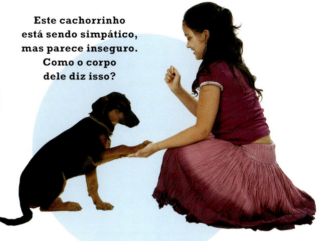

Este cachorrinho está sendo simpático, mas parece inseguro. Como o corpo dele diz isso?

As pernas e a postura do cachorro também vão indicar a você como ele está se sentindo. Quando estão com medo, vão se agachar, para manterem o corpo próximo ao chão. Cães audaciosos ou agressivos vão andar com as pernas rígidas para parecerem mais largos.

Quando os cães estão calmos e amigáveis, eles tendem a mover o corpo de um jeito leve e flexível. Eles podem balançar e se contorcer como uma cobra para chegar perto de você, especialmente para dizer 'oi'. Alguns cães ficam tão entusiasmados ao cumprimentar as pessoas que eles balançam toda a parte de trás do corpo, e não só o rabo!

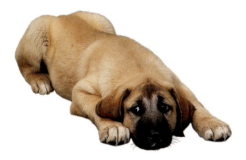

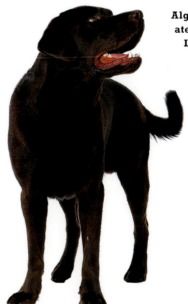

Algo chamou a atenção deste Labrador!

FATO SOBRE OS CÃES

Tanto as pessoas como os cachorros demonstram como estão se sentindo por meio da linguagem corporal e da expressão facial. Você apenas precisa assistir a um filme para perceber bem isso. Imagine alguém que esteja agindo com medo: talvez ele esteja sorrateiro, seus movimentos são curtos e precisos, e ele mantém seu corpo o menor possível para que não seja visto. Na maioria das vezes, vai estar bem quieto, e apenas seus olhos vão se mover para atentar ao perigo. Os cachorros também se comportam assim quando estão com medo.

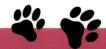

Aprendendo a Linguagem do Cão

Linguagem do Cão: Rosto e Cabeça

Os cães demonstram muitas emoções pela expressão facial e pelo jeito que movem a cabeça e as orelhas. Olhe bem nos olhos, nas orelhas e na boca dele para entender o que ele está dizendo.

Os olhos dizem tudo

O ato de encarar é quase sempre interpretado como ameaça na linguagem canina, o que é comum em muitas espécies de animais (incluindo os humanos), mas vale especialmente para os cães. Eles precisam aprender desde cedo que é muito mais seguro desviar o olhar do que olhar diretamente nos olhos de outro cão. A mãe deles já os ensina isso enquanto estão na cria; ela os encara fixamente quando eles se comportam de maneira inapropriada e, em seguida, se necessário, chama a atenção ou rosna.

"Todo ouvidos"

A posição das orelhas é importante para os cachorros. Infelizmente, as orelhas quase sempre passam informações confusas já que há raças de cães que possuem orelhas longas e pesadas que não se movem com facilidade. Porém, nas raças que apresentam orelhas em pé e ágeis, as informações podem ser vistas mais claramente. Por exemplo, orelhas apontadas para cima e em pé demonstram que o cachorro está alerta e pronto para agir. Orelhas contraídas ou presas à cabeça demonstram que ele está ansioso ou com medo.

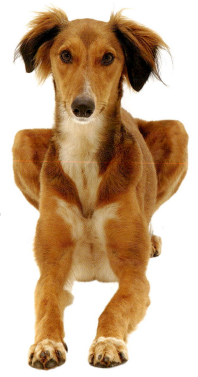

Encarar pode ser ameaçador, mas este cachorro parece manso.

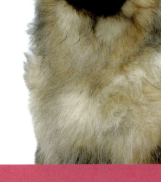

As orelhas estão em pé e em estado de alerta, mas a expressão não é ameaçadora, é calma.

Aprendendo a Linguagem do Cão

Cabeça

Os cães apresentam formatos de cabeça muito diferentes, dependendo da raça. Alguns, como o Teckel, têm cabeças longas e pontudas. Outros, como o Boxer ou o Pug, têm cabeças achatadas e focinhos curtos. O formato da cabeça do cachorro vai determinar se o pêlo é macio ou enrugado, o que pode fazer diferença nas informações que ele passa. Os que são alertas e mansos, tendem a manter suas cabeças levantadas, com o pêlo do topo da cabeça eriçado. Aqueles que demonstram agressividade podem mover a cabeça para frente e enrugar a testa, quase como uma pessoa franzindo a testa.

Boca grande

Os cães têm bocas bem largas, línguas compridas e dentes grandes, pois eles foram feitos para ser caçadores, para matar presas e, depois, partilas para comer. Os dentes compridos na frente são chamados dentes caninos, e servem para furar e rasgar. Os dentes de trás são chamados molares. Eles são bons para mastigar e quebrar ossos. A dentição dos cães é uma arma incrível, e eles podem reagir e morder muito rápido, e podem machucar bastante. Por isso, eles desenvolveram boas habilidades de comunicação para garantirem a disputa entre eles sem que precisem ser violentos – isso pode causar sérios danos. Os cachorros são espécies sociáveis e pacíficas e gostam de evitar conflitos. São muito bons em controlar suas bocas e em cobrir os dentes para demonstrar amizade, o que é o oposto dos humanos, que mostram os dentes quando dão um sorriso.

> **FATO SOBRE OS CÃES**
> Os cães podem usar a língua para demonstrar como estão se sentindo. Se o seu cachorro lambe os lábios ou passa a língua sobre o nariz, ele pode estar ansioso ou estressado.

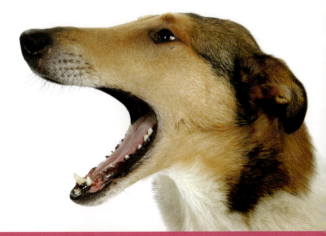

Os cães usam suas bocas para comer, beber, arfar, ofegar, brincar e demonstrar afeição e raiva.

DENTES DOS CÃES — Canino, Incisivo, Molar

Linguagem dos Cães: Cheiros

O olfato de um cão é muito mais apurado que o do humano – o cão tem 25 vezes mais receptores nasais. Acredita-se que eles são capazes de detectar uma gota de sangue em cerca de 5 litros d'água! Todos nós sabemos que eles podem encontrar coisas e até mesmo pessoas com seus faros, mas você sabia que eles também acumulam informações sobre você, sobre outros cães e sobre o mundo que os rodeia, só pelo ato de farejar?

Rastros para farejar

Restam poucas dúvidas de que, para um cão, cheirar a grama onde outros cães estiveram é quase como ler o jornal. Informações como quem esteve lá, há quanto tempo e até quão saudável eles eram podem todas ser deixadas como rastros para outros cães examinarem.

Desde quando nascem, os filhotes já possuem faro apurado. Bem antes de enxergar e ouvir direito, um filhote pode detectar e distinguir entre os diferentes cheiros. Quando você olha para um cachorrinho recém-nascido, você vai perceber que tudo se resume ao nariz dele!

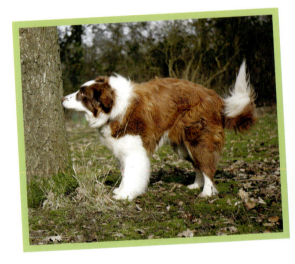

Quem passou por aqui? Há quanto tempo? Eu os conheço? Todas essas informações e outras provavelmente constam nos rastros que eles farejam.

O filhote aprende a reconhecer cheiros muito rápido e isso ajuda a mantê-lo seguro, pois consegue reconhecer sua mãe e seus irmãos.

Conforme um cão cresce, ele aprende que todos os cães e todos os humanos têm cheiros diferentes, e que outras informações sobre qual sexo, sobre a saúde e até mesmo sobre seus estados emocionais, podem ser extraídas ao serem farejadas.

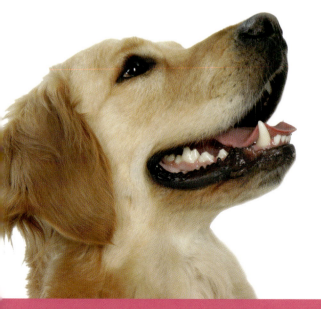

Aprendendo a Linguagem do Cão

FATO SOBRE OS CÃES

Você já percebeu que alguns cães tentam deixar seus rastros nos lugares mais altos possíveis? Os machos podem inclinar suas pernas para que a urina vá o mais alto possível, e alguns cães tentam depositar suas fezes no topo de tocos de árvores ou em um monte de terra. Quando eles saírem, outros cães poderão "ler" esses sinais à distância. Cães que cavam e jogam a terra do local onde estiveram também estão tentando atrair a atenção para as suas "mensagens".

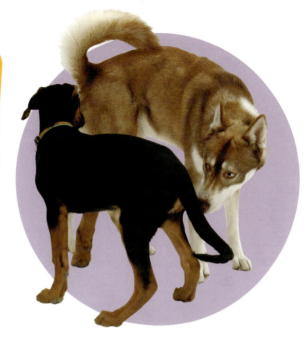

A maioria das glândulas produtoras de odor no corpo do cachorro fica em volta da base da cauda; portanto, para obter o máximo de informações, os cachorros tendem a farejar primeiro essa mesma parte nos humanos também. Ainda bem que eles aprendem rápido a farejar nossas mãos primeiro!

Farejar é o equivalente ao aperto de mãos! Os cães se cumprimentam farejando.

Odor das matilhas

Apesar de os humanos terem um olfato nada apurado em comparação aos cães, é curioso como, de fato, nós respondemos ao odor da nossa família, e conseguimos reconhecer o cheiro de nossos entes queridos facilmente. Acredita-se que as pessoas começam a ter os mesmos cheiros quando vivem juntas, e acontece o mesmo com os cães, quando estes começam a viver em grupo – isso faz com que possam reconhecer uns aos outros e manter os laços do grupo. Ninguém sabe se humanos e cachorros que vivem na mesma família tendem a ter o mesmo cheiro. Pode ser que sim!

TESTE DO CHEIRO

Quando estiver em um parque ou em um bosque, pegue um galho e segure-o por cerca de 30 segundos. Depois, coloque o galho de volta no chão, sem que o seu cão veja e tome cuidado para não tocar em nenhum outro galho em volta. Agora, chame-o e veja se ele consegue achar o que você pegou! Os cães que estão acostumados com esse jogo vão procurar o galho certo e não vão pegar nenhum outro, mesmo quando todos os galhos parecem iguais. Lembre-se: não o deixe pegar e mastigar o pedaço de madeira, já que ele pode ser pontudo e afiado. Treine-o para apenas identificar, ao tocar com a pata.

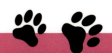

Aprendendo a Linguagem do Cão

A linguagem dos cães: vocalizações

Os cães não usam palavras, mas se comunicam por meio de uma variedade de latidos, gemidos, rosnados, ganidos e uivos! Os filhotes aprendem esses sons para se comunicarem a longa distância, assim como para captar uma mensagem que é enviada para mais de um membro da família de uma só vez.

Ganidos e choros

Os filhotes dependem totalmente de suas mães para terem comida, calor e proteção. Porém, eles têm um belo par de pulmões e podem chorar alto e de modo angustiado se perceberem que estão sozinhos e com fome, e esse choro tem uma influência poderosa sobre a mãe, que não consegue ignorar. Em um experimento, colocaram um gravador que reproduzia o choro de um filhotinho para uma cachorra que havia acabado de dar cria. Então, ela deixou os outros filhotes para pegar o gravador e colocar junto à cria! Durante a vida adulta, os cachorros gemem quando sentem dor, medo ou frio, mas dão um ganido alto quando estão muito alegres, como quando os levamos para passear.

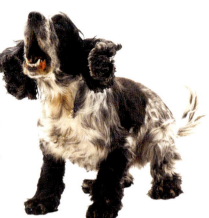

Au-Au! Há diversos tipos de latido, cada tipo diz algo diferente.

Gemidos de alegria

Até mesmo cães "grandões" emitem pequenos gemidos de alegria. Esses sons geralmente demonstram que querem brincar ou chamar a atenção. Na maioria das vezes, esses barulhos são produzidos na boca enquanto ela está bem fechada, com os lábios cerrados. Assim, os dentes não ficam à mostra e, portanto, garante que o gesto não é de ameaça.

Latidos

A principal diferença entre cães e lobos é que os lobos nunca latem, e cães domésticos latem por muitas razões diferentes: porque estão entediados ou entusiasmados, para localizar outros cães e outras pessoas, e para alertar a chegada de intrusos. O tom e o volume do latido de um cão varia, dependendo do que ele está tentando dizer. Um latido bem longo, em geral, é sinal de alerta, que há estranhos por perto; já vários latidos curtos significam "fique longe".

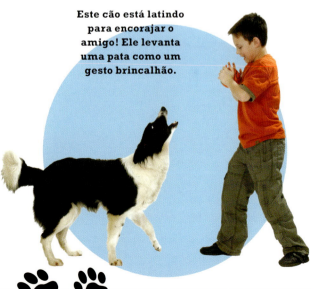

Este cão está latindo para encorajar o amigo! Ele levanta uma pata como um gesto brincalhão.

Aprendendo a Linguagem do Cão

Uivos

Os lobos são mestres em uivar. Todos nós conhecemos aquele som sinistro, e como eles ficam quando inclinam a cabeça para trás e uivam para a lua! Os cães domésticos descendem da mesma família, e também uivam de vez em quando. Algumas raças, como os Huskies, os Malamutes e os cães esquimós, têm mais tendência a uivar do que outros. Os cães uivam para tentar contatar os membros de sua família se estiverem sozinhos, ou então para "convidá-los para caçar". Alguns também uivam quando ficam entusiasmados com uma melodia ou com a voz de alguém cantando. Talvez para eles isso soe como um uivado!

FATO SOBRE OS CÃES

O rosnado de quando o cão está brincando pode soar o mesmo que o rosnado agressivo, mas o comportamento do cão estará bem diferente. Ele estará se divertindo com a brincadeira e demonstrará uma linguagem corporal leve, olhos semicerrados e muitos outros sinais.

Rosnado

Os cães rosnam quando estão se sentindo incomodados ou com raiva, mas também quando estão brincando. Isso pode confundir, então é importante prestar atenção na linguagem corporal e na expressão facial dele para saber o que está sentindo. O ato de rosnar é como um alarme. Se ele estiver paralisado, mostrar a parte branca em volta dos olhos ou então encarar; nesse caso, o rosnado representa uma ameaça. Se o rosnado não for obedecido, ele pode decidir morder para que a pessoa ou o outro cão vá embora.

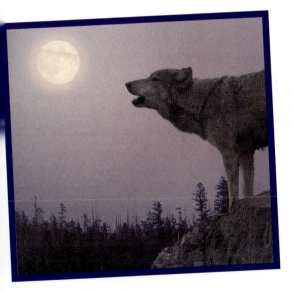

O uivo é um som muito poderoso e remete aos lobos, ancestrais dos cães

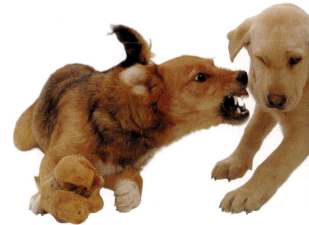

Rosnar pode ser um alerta: aí vem agressão!

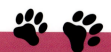

Quando é hora de brincar

Você pode aprender a "falar" com o seu cão e entender o que ele está "dizendo" observando a linguagem corporal dele e as expressões do rosto. Por exemplo, em vez de sorrir para demonstrar que estão felizes, os cães abanam seus rabos e demonstram expressões calmas para sinalizar que estão contentes.

Posição de brincar
O sinal mais evidente de todos! O cachorro abaixa sua cabeça para bem perto do chão e posiciona o rabo e a parte traseira do corpo para cima, como se fosse se atirar. É um convite para brincar, apesar de parecer um pouco como se estivesse perseguindo uma presa!

Levantar as patas
Geralmente, quando os cães querem brincar, eles levantam uma pata para nós ou para outro cachorro; levantam bem alto e abaixam. É mais ou menos como quando as pessoas dão as mãos para se cumprimentar. Isso demonstra que o cachorro está alegre.

Pular
Alguns cães, principalmente os filhotes, pulam com as suas patas dianteiras bem na nossa frente ou na frente de outro cachorro. Filhotes, às vezes, pulam e depois fogem, como um convite para serem perseguidos.

Cara de quem quer brincar
Na maioria das vezes, os cães ficam com uma expressão brincalhona no rosto quando estão se divertindo: as orelhas ficam para frente, a testa, franzida e seus lábios, abertos como em um sorriso de orelha a orelha. Eles também latem para chamar a atenção, mas vai ser um latido alto e alegre, e não grave e estrondoso.

Hora de brincar! essa é a posição clássica para brincar: a parte de trás e o rabo ficam para cima, a cabeça fica abaixada e o olhar, fixo.

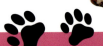

Aprendendo a Linguagem do Cão 35

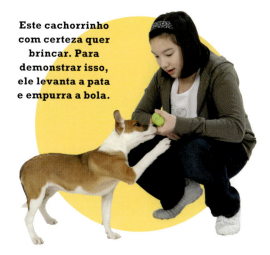

Este cachorrinho com certeza quer brincar. Para demonstrar isso, ele levanta a pata e empurra a bola.

Quadris
Alguns cães, principalmente os grandes e alegres como os Pastores Alemães e os Labradores, brincam derrubando seus "adversários". Para fazer isso, eles rodam e empurram o outro com seus quadris.

Brincadeira de luta
Os cães que se derem bem e tiverem confiança vão "lutar" mordendo as patas, as orelhas e os focinhos uns dos outros. Um até se atira nas costas do outro, e deixa o outro ficar em cima enquanto morde. Uma vez que lutam dessa maneira, é comum que eles revezem de lugar para que seja a vez do outro de ganhar!

Tentações de brinquedo
O cachorro, quando quer brincar, geralmente vai levar para você um brinquedo ou até mesmo um objeto que ele roubou! O mais comum é ele mostrar o que está carregando, e depois sair em disparada para tentar fazer com que você vá atrás dele. Às vezes, ele se vira com o brinquedo na boca e fica em posição de brincar, para te convidar a chegar mais perto.

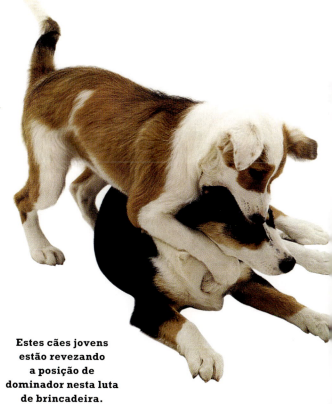

FATO SOBRE OS CÃES
Apesar de os cães adorarem brincar de lutar e morder uns aos outros, eles fazem isso seguindo regras muito claras, que os mantêm seguros. Por isso, é melhor você se divertir com o seu cachorro usando um brinquedo para que ele possa correr atrás e pegá-lo. Nunca deixe-o morder a sua boca, a sua pele, as suas roupas ou o seu cabelo. Essas brincadeiras não são seguras e devem ser evitadas sempre.

Estes cães jovens estão revezando a posição de dominador nesta luta de brincadeira.

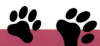

Aprendendo a Linguagem do Cão

Se o seu cão estiver com medo

Assim como nós, às vezes, os cães também sentem medo. Eles podem ter medo de ruídos altos, de outros cachorros e de novas experiências. Eles usam da linguagem corporal para mostrar que estão ansiosos: se escondem ou se preparam para correr. Se você notar alguns desses sinais, é bom tentar ajudá-lo a se sentir mais confiante – como se você fosse um irmão ou uma irmã mais velho(a)!

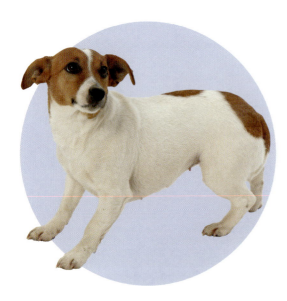

"Estou preocupado". A cauda deste cachorro está presa entre as patas e a parte de trás do corpo está pendendo para baixo.

Mágica de desaparecer

Na maioria das vezes, os cachorros tentam se encolher quando se sentem ameaçados. Eles se agacham para o corpo ficar próximo ao chão e com o rabo preso embaixo do corpo. Quando estão com medo, normalmente pressionam as orelhas à cabeça, e os olhos podem estar arregalados, com um olhar fixo, assim como as pessoas fazem quando estão com medo.

Ver de perto

Praticamente todos os cães lambem os lábios quando estão ansiosos. Você pode até ver o cachorro lambendo o próprio nariz; com certeza é um sinal de que ele está preocupado. Se estiverem estressados, vão piscar bastante, e também gemer, e esses comportamentos são mal interpretados como sendo sinais de tédio e cansaço.

Força e coragem

Entender como o seu cão se sente é o primeiro passo para ajudá-lo. A não ser que seja por diversão, como ao assistir a um filme de terror, ninguém gosta de sentir medo; portanto, você precisa ajudá-lo a se sentir mais confiante.

Como acalmar o seu cão

Se você vir o seu cão demonstrando sinais de preocupação, pense no que poderia estar afligindo-o. Seria outro cão? Talvez esteja com medo de algum barulho muito alto, ou talvez não

Finja que não estou aqui!

Quando estão com medo, alguns cães simplesmente tentam fingir que não podem ser vistos. Pode ser que eles fiquem completamente parados para se camuflar no ambiente. Outros cães podem virar a cabeça ou farejar o chão para não serem vistos.

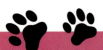

Aprendendo a Linguagem do Cão 37

FATO SOBRE OS CÃES

Um dos maiores erros que as pessoas em geral cometem é achar que o seu cão está com "cara de culpado" quando ele faz algo de errado. Os cachorros desviam o olhar, abaixam as orelhas e abaixam a cabeça quando seus donos estão bravos, mas essa linguagem corporal demonstra medo e não culpa!

DICA IMPORTANTE

Se o seu cachorro estiver demonstrando sinais de que está com medo, resista à tentação de afagá-lo ou fazer carinho nele, pois isso pode piorar a situação. Em vez disso, tente distraí-lo com um petisco ou um brinquedo, ou espere até ele sentir mais coragem e resolver brincar de novo.

esteja gostando de alguma coisa, ou esteja prevendo algo desagradável, como uma visita ao veterinário. Se conseguir perceber do que ele está com medo, tente tirá-lo da situação, se possível, até que fique calmo.

Às vezes, não será possível proteger o seu cachorro de alguma coisa que lhe cause medo. Por exemplo, os cães geralmente temem trovão e raios ou fogos de artifício. Nesses casos, é muito importante que você não dê recompensa a ele por estar com medo! Claro que você vai querer recompensá-lo, mas como os cachorros não entendem Português, pode parecer que foi agradado por se comportar como um medroso. Para evitar que isso aconteça, é melhor manter o seu cachorro em uma área segura, como atrás do sofá ou em um cobertor, e então ignore-o completamente. Agrade e dê atenção quando ele se sentir corajoso de novo!

Afague o seu cão quando ele estiver se sentindo melhor e quando ele estiver sendo corajoso de novo. Não dê recompensa a cães medrosos!

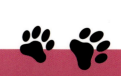

Rancor: quais são os sinais?

Assim como os humanos, os cachorros podem ficar bravos ao se sentirem ameaçados. Mas se não tiverem muita saída, se estiverem presos na coleira, por exemplo, então eles podem atacar. Alguns cães também serão agressivos para ficar com a comida e os brinquedos todos para eles!

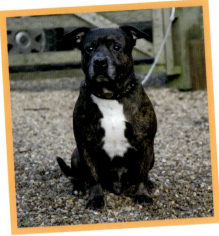

Nunca se aproxime de um cachorro que esteja preso na coleira. Alguns cães não reagem bem se não podem ficar soltos.

Os cachorros alertam os outros por meio de muitos sinais quando estão bravos ou quando se sentem na defensiva. O propósito é dar aos outros uma chance de se afastarem, para que conflitos mais graves, como brigas e mordidas, não aconteçam. Os cachorros são seres amáveis e geralmente evitam conflitos. É muito importante aprender os sinais deles!

Posição paralisada

Esse sinal de alerta pode ser muito rápido, ou durar por muitos segundos ou até mesmo alguns minutos. O corpo do cachorro e a cabeça ficarão completamente estáticos. Parece até que ele segura a respiração!

Corpo rígido

Um cachorro com o corpo e o rabo rígidos demonstra tensão em seus músculos, já que ele está se preparando para disparar (fugir) ou atacar (agressão). Algumas vezes, as patas do cachorro vão mover de maneira rígida, quase como se fossem de madeira, e com movimentos lentos e precisos.

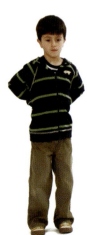

Sempre tome cuidado quando estiver perto de um cachorro com um osso ou um outro objeto.

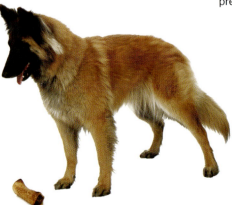

DICA IMPORTANTE

Não importa o quanto acha que sabe sobre cachorros, você deve sempre pedir permissão antes de afagar um cachorro alheio. Nunca encoste em um cachorro quando estiver passeando sozinho.

Aprendendo a Linguagem do Cão

Encarar

Ninguém gosta de ser encarado! Encarar fixamente significa uma ameaça na linguagem canina, assim como pode significar o mesmo na nossa linguagem. Às vezes, os olhos dos cães vão estar pretos, pois medo ou ansiedade provoca dilatação ou aumento da pupila, que é a parte preta no centro do olho. Isso também acontece conosco, quando estamos sentindo medo.

Rosnar

Rosnar é a maneira do cachorro dizer "Não chegue mais perto". Apesar de às vezes os cachorros rosnarem quando estão brincando de luta, quando rosnam para um objeto ou alguma comida, ou enquanto é tocado ou encarado, estão claramente dando um sinal de alerta que poderão morder.

Rosnar mostrando os dentes

O rosnado do cachorro é mais ou menos como uma pessoa gritando com a outra. Esse sinal de alerta é claro: o cachorro emite sons (os rosnados que vêm da garganta) e faz um sinal visual, que é mostrar os dentes. Ao fazer isso, ele está demonstrando as armas impressionantes que tem, que não quer necessariamente usar, mas o fará se for preciso.

Avançar e latir alto

Os cachorros podem alcançar uma velocidade incrível quando correm, eles também têm ótimo controle sobre suas reações e seus corpos. Isso significa que um cachorro pode avançar como se fosse morder, mas pode apenas latir alto, sem encostar em ninguém. Essa reação é para que outro cachorro ou uma pessoa se afaste, fique parada ou corra. Geralmente é um alerta final, que deve ser obedecido!

Se um cachorro estiver rosnando e mostrando os dentes assim, ele está dando um alerta muito claro!

Escala de segurança do semáforo!

Verde – aproximação permitida.
Você conhece bem o cachorro e ele cumprimenta você como um velho amigo. Ele está com uma expressão calma no rosto, o corpo relaxado e os olhos estão tranqüilos. A cauda dele balança em movimentos largos e em círculos, como um moinho de vento.

Amarelo – tenha cuidado. Não encoste!
Você não conhece bem o cachorro, ele não se aproxima de você e parece preocupado. Ele lambe os lábios e o corpo parece um pouco tenso. Sua cauda pode estar balançando baixo e ele pode ignorar você.

Vermelho – afaste-se com cuidado e não encoste!
Pode ser que você conheça ou não o cachorro, mas ele está rígido e tenso, e está encarando você. Ele pode rosnar ou latir, mostrar os dentes, ou apenas ficar parado, vigiando você o tempo todo.

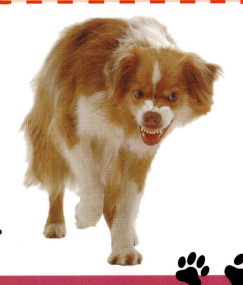

Aprendendo a Linguagem do Cão

Como o seu cachorro diz "Estou feliz!"

Um cachorro feliz é fácil de enxergar. Olhos brilhantes, rabo balançando e uma expressão alegre e receptiva farão você perceber.

Uma expressão feliz e uma cauda "alegre" são sinais de um cachorro feliz.

Bem-vindo

Os cachorros ficam sempre felizes em nos ver quando chegamos em casa e, às vezes, até mesmo quando retornamos de outro local da casa que estivemos por alguns minutos! Eles cumprimentam os membros da família pedindo atenção e aproveitando do nosso carinho. Muitos cachorros vão usar o corpo todo para expressar felicidade, por exemplo, mexendo o corpo como se rebolasse. Alguns cães vão abanar o rabo tão forte que o rabo fará movimentos circulares, ou fortes de um lado para o outro.

Alguns cães poderão pular para cumprimentar as pessoas, mesmo não sendo uma maneira muito educada, é uma reação de amizade; eles tentam chegar o mais próximo possível do seu rosto! Outros cães podem ir buscar um brinquedo e trazer para a pessoa que eles estão cumprimentando, como uma forma de presenteá-la.

Eu preciso ser amado

A maioria dos cães adora demonstrações de afeto, afagos e carinhos, principalmente no peito e no lombo. Muitos cães pedem esse tipo de atenção se aproximando das pessoas e encostando a cabeça nelas, olhando para cima com um olhar carente e "pidão". Quem consegue resistir?

Seu cachorro também poderá levantar uma pata para você para conseguir atenção. Esse gesto é feito desde quando ele era filhotinho recém-nascido – ele pressionava a barriga da mãe com as patas para pedir leite: sentimentos de alívio e conforto estão associados a esse gesto.

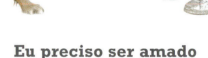

Estes filhotinhos estão extremamente contentes.

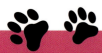

Aprendendo a Linguagem do Cão

FATO SOBRE OS CÃES
Você sabia que não é apropriado afagar um cachorro na cabeça? Tentar passar a mão na cabeça de um cachorro pode ser interpretado como um gesto ameaçador, e a maioria dos cães prefere ser afagado no peito e na barriga.

LISTA DA FELICIDADE
Você sabe o que faz o seu cão feliz? Assinale as opções que você acha que se aplicam a ele.

- ☐ Afagar o peito.
- ☐ Brinquedos.
- ☐ Comida!
- ☐ Brincar de esconde-esconde.
- ☐ Afagar o lombo.
- ☐ Corre-corre.
- ☐ Ficar calmo e adormecer com você.

Os cachorros também podem pedir atenção de maneiras mais sutis. Alguns podem aproximar e depois virar para oferecer o lombo para ser afagado. Isso pode parecer estranho para nós, mas é a forma de o cachorro dizer "Eu não sou uma ameaça, eu não estou mostrando os dentes; por favor, faça carinho em mim!".

Os cachorros aprendem rápido a chamar a atenção das pessoas. Alguns percebem que comportamentos calmos são ignorados, mas latir, ficar bem na frente da televisão e jogar brinquedos pelo caminho são meios garantidos de conseguir atenção!

Dormir: momento de alegria
Os cachorros em geral estão completamente felizes quando estão calmos e alegres. Quando estão com sono, suspiram profundamente, balançam o rabo gentilmente e fazem sons de contentamento enquanto você fala com eles, e eles caem no sono. Perceba se o seu cachorro quer encostar em você enquanto ele adormece. Muitos cães gostam tanto de estar com seus donos que vão dormir profundamente se sentir que eles estão por perto, mas vão acordar e seguir seus donos se eles levantarem!

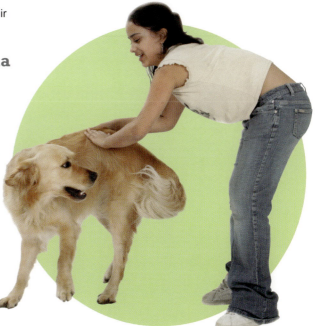

Muitos cães amam afagos na região em volta da base da cauda, e vão pedir mais e mais carinho!

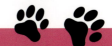

Aprendendo a Linguagem do Cão

Entendendo as diferentes raças dos cães

Há centenas de raças de cães diferentes no mundo, e elas variam não apenas na aparência, mas todas elas se comportam de maneiras diferentes também. Se você tiver um cão de raça misturada ou um vira-lata, aprenda por meio de experimentos os tipos de tarefas das quais ele gosta!

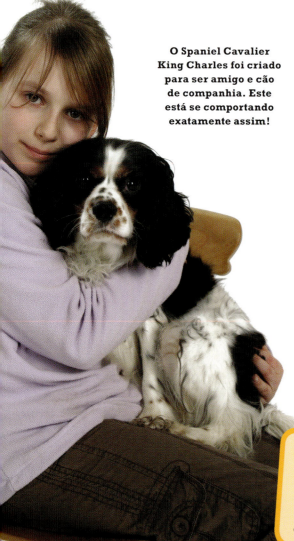

O Spaniel Cavalier King Charles foi criado para ser amigo e cão de companhia. Este está se comportando exatamente assim!

Hounds

Os Hounds foram escolhidos pelas suas habilidades em enxergar e perseguir presas por meio do faro ou da visão. Algumas raças, como o Foxhound e o Beagle, foram criadas para caçar em grupo. Esses cães desenvolveram uma maneira diferente de se comunicar uns com os outros durante a caça – eles têm um latido que é semelhante ao uivo. Os Sighthounds ou Galgos, como são chamados às vezes, têm uma visão excelente e conseguem enxergar um alvo em movimento à distância. Nesse grupo, estão o belo Afghanhound e o Greyhound.

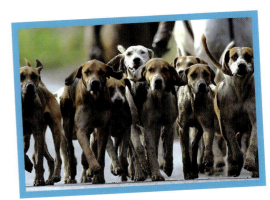

Os Hounds foram criados para perseguir presas pelo faro ou pela visão.

FATO SOBRE OS CÃES

Cocker Spaniels têm orelhas longas, e quando não conseguem achar nada mais para carregar, alguns já foram vistos carregando suas próprias orelhas esvoaçantes na boca!

Aprendendo a Linguagem do Cão

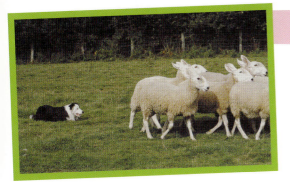

Raças de pastoreio
São esses cães que você verá rodeando ovelhas, gado e até gansos. Eles tendem a ser muito rápidos e obedientes, por isso, raças de pastoreio como os Border Collies são excelentes em esportes para cães, como jogar bola, e em exercícios de agilidade. Porém, eles gostam tanto de correr atrás e pastorear que podem causar problemas ao tentar cercar as pessoas!

Cães de caça
Encontrar e pegar nas jornadas de caçadas – foi para isso que eles foram criados. Muitas raças conhecidas como os Golden Retrievers, Labradores e Cocker Spaniels estão nesse grupo. Essas raças ainda demonstram o prazer que eles têm nesse tipo de trabalho, muitos gostam de apanhar coisas e vão querer pegar algo para trazer para você como agrado. A maioria desses cães adora água e adora pisar em poças de lama!

Raças para trabalhos e serviços
Esse grupo de cães foi criado para ajudar as pessoas em seus trabalhos. Alguns, como o Montanhês de Berna, puxavam carriolas. Os Dálmatas eram criados para correr atrás de carroças puxadas por cavalos, na época em que não existiam carros. Eles protegiam as damas e os *lords* ricos dos bandidos durante as viagens.

Cães de pequeno porte
Os cães de pequeno porte às vezes são denominados cães de companhia, porque gostam de se aconchegar no seu colo para ganhar um abraço apertado! Muitos desses cães ainda têm instintos dos seus primos mais velhos e não devem ser tratados de forma diferente. Eles amam correr, pular e brincar, e praticam exercícios físicos e esportes para cachorros como qualquer outra raça. O Yorkshire Terrier e o Cavalier King Charles Spaniel são particularmente divertidos e vão sempre ficar felizes em participar de atividades.

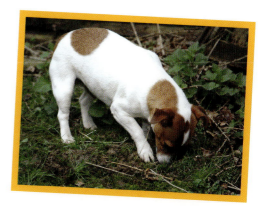

Os Terriers ainda têm fortes instintos de querer cavar, já que foi para isso que foram criados.

FATO SOBRE OS CÃES
Algumas raças podem não parecer raças de pastoreio, mas seus ancestrais eram acostumados a cercar o gado e eles ainda carregam os mesmos instintos. Lancashire Heelers e Corgis podem ter apenas as pernas curtas, mas têm uma resistência incrível. Eles eram criados para morder de leve as canelas das ovelhas e das vacas para que elas andassem!

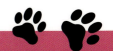

Aprendendo a Linguagem do Cão

Teste canino

Observe as figuras e veja se você pode identificar o que o cachorro está "dizendo". Escolha uma das opções: a, b ou c para cada figura, e depois some os pontos para ver se você entende bem a língua do seu cão!

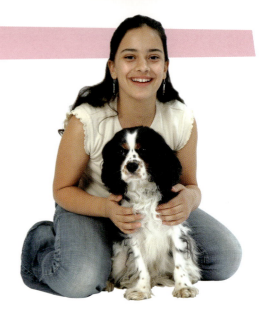

1

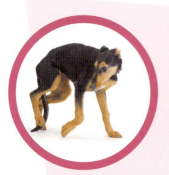

- a) Estou com medo.
- b) Estou feliz em estar com você.
- c) Quero brincar.

2

- a) Estou pedindo para você correr atrás de mim.
- b) Estou agressivo e perigoso.
- c) Estou calmo e alerta.

3

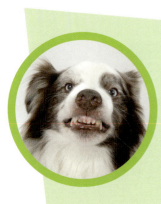

- a) Estou entediado.
- b) Estou bravo – fique longe.
- c) Estou alegre – por favor, faça carinho em mim.

4

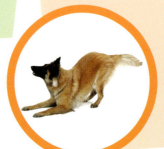

- a) Estou com medo e quero fugir.
- b) Estou pedindo para você brincar comigo.
- c) Quero que você vá embora.

Aprendendo a Linguagem do Cão 45

5

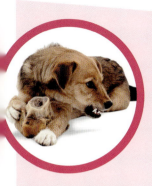

- a) Isto é meu – fique longe.
- b) Fico contente em compartilhar isto com você.
- c) Estou apenas vigiando isto para um amigo!

6

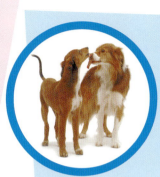

- a) Oi, que prazer conhecer você!
- b) Não gosto de você, vá embora!
- c) Estou só pensando no meu almoço.

7

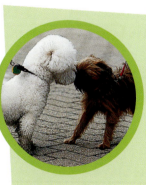

- a) Eu amo você!
- b) Eu vou morder você!
- c) Ainda não estou certo sobre você!

8

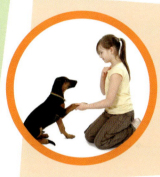

- a) Oi! Por favor, me ensine!
- b) Estou triste, me deixe em paz.
- c) Não estou interessado em você.

9

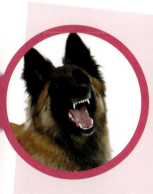

- a) Estou feliz em vê-lo.
- b) Não te conheço – fique longe!
- c) Por favor, brinque comigo.

10

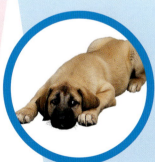

- a) Estou me sentindo culpado, sei que fiz coisa errada.
- b) Estou feliz e contente.
- c) Você parece um pouco bravo, isso me deixa preocupado.

Sua pontuação:
1 – 3 respostas corretas: precisa praticar mais. Tente novamente!
4 – 6 respostas corretas: bom. Continue observando os cachorros.
7 – 9 respostas corretas: muito bom. Você entende bem a língua dos cachorros.
10 de 10: excelente! Você é um especialista em linguagem canina!

Respostas: 1. a, 2. c, 3. b, 4. b, 5. a, 6. a, 7. c, 8. a, 9. b, 10. c

Converse com o seu Cão

Os cães são animais inteligentes e aprendem muito rápido. Eles podem ser treinados para fazer algumas tarefas incríveis, como colocar e retirar a louça da máquina de lavar-louça, acender e apagar luzes e fechar a porta quando saem. Alguns cães são adestrados até para ajudar seus donos a se vestir, fazer compras e usar o caixa eletrônico! Seu cachorro talvez não compreenda esses tipos de tarefa, mas ele irá aprender os ensinamentos básicos. Ele deve obedecer quando você pedir para ele sentar ou deitar e quando você o chamar. É fácil treinar o seu cachorro quando você sabe como – e o seu cão vai adorar ser ensinado!

Pense em como tornar divertido o ato de aprender para você e para o seu cachorro. Você vai ter que ser um professor paciente para ajudá-lo a aprender corretamente as lições e a entender a nossa linguagem. Os cães adoram palavras gentis, petiscos de recompensa, brincadeiras e carinho, então seja generoso ao recompensá-lo e faça festa quando ele se sair bem! Uma vez que o seu cachorro aprendeu 100% dos exercícios básicos, você pode querer ensinar a ele alguns truques mais avançados; truques úteis, espertos ou apenas divertidos! Há alguns simples e outros complicados nesta seção. Tente usá-los e desafie o cérebro do seu cachorro!

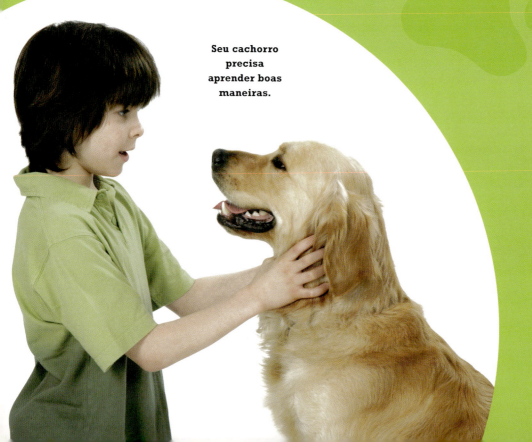

Seu cachorro precisa aprender boas maneiras.

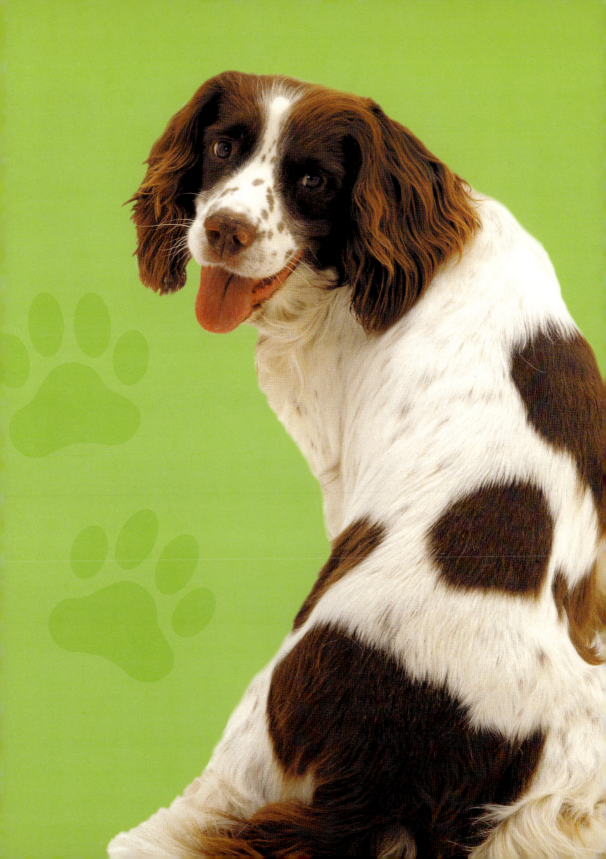

O que os cães acham sobre o adestramento

Os cachorros sabem sentar. Eles também sabem deitar e executar centenas de outras ações. O que eles não sabem é como fazer tudo isso sob comando. Algumas pessoas tentam fazer os cães obedecerem a elas gritando ou forçando algo, mas isso vai apenas confundir o cachorro e fazer com que ele queira ficar longe do dono. Você tem que entender como ele aprende a fim de adestrá-lo da maneira correta. Você pode usar o seu conhecimento para ajudá-lo a se divertir aprendendo novos truques.

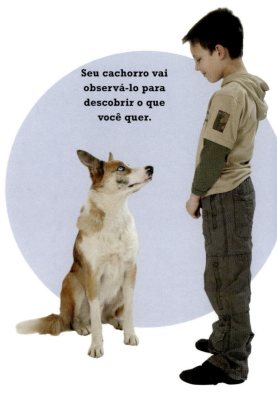

Seu cachorro vai observá-lo para descobrir o que você quer.

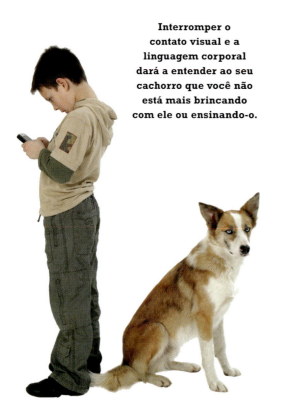

Interromper o contato visual e a linguagem corporal dará a entender ao seu cachorro que você não está mais brincando com ele ou ensinando-o.

Observe e aprenda

A maioria dos cachorros aprende observando, isso significa que eles nos observam para ver o que queremos. Apesar de gostarmos de falar o que eles devem fazer, muitos cães entendem pequenos sinais da nossa linguagem corporal que dirão a eles o que fazer.

Durante um estudo, pediram a adestradores de Sheepdogs para dar ordens como "sente" e "deite". Os cachorros eram muito bem adestrados e responderam na hora quando podiam ver claramente seus adestradores. Mas quando foi pedido para eles colocarem um par de óculos escuros e um chapéu, os cachorros começaram a cometer erros. Isso acontece porque os cachorros observam as expressões faciais – até mesmo movimentos sutis dos nossos olhos mostram a eles o que queremos!

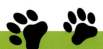

Converse com o seu Cão   49

OBSERVANDO OU OUVINDO?

Tente este experimento para ver se o seu cachorro está realmente te ouvindo, ou se está "lendo" a sua linguagem corporal.

🐾 Fique em pé em frente a um espelho de corpo inteiro.

🐾 Chame o seu cachorro para que venha até você.

🐾 Sem se virar, peça para ele sentar.

🐾 Observe-o pelo espelho!

Ele se senta imediatamente ou fica confuso? Alguns cães vão tentar te cercar para poder olhar para o seu rosto!

Se ele se sentar na hora, indica que estava ouvindo a sua voz. Se ele tentar fazer outra coisa ou ir embora, provavelmente ele precisa olhar para você para entender o que você quer.

Diversão na certa

O adestramento ajudará a fazer o seu cachorro feliz e a mantê-lo ocupado, mas o mais importante: vai dar liberdade a ele também. Um cachorro que for adestrado para ser bem comportado em público e que passeia direitinho na coleira será levado para passear com maior freqüência do que aqueles que criam confusão! Se souber se comportar, seu cachorro ganhará mais passeios e sairá com você e sua família com maior freqüência do que se fosse um chato. E, o melhor de tudo, ele vai ter mais oportunidades de correr e brincar com outros.

Passeios agradáveis: cachorros bem adestrados se divertem mais!

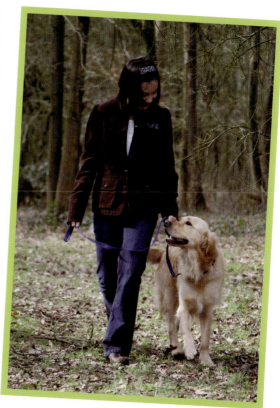

Aprender brincando

Não há dúvida: as pessoas aprendem melhor quando estão se divertindo. O mesmo acontece com os nossos queridos cachorros. Pense em algum momento em que você realmente gostou de aprender algo novo, como dançar, nadar, andar de skate ou até quando aprendeu matemática! Qualquer aprendizado que for, a diversão fez o tempo passar voando. Provavelmente você sentiu orgulho de si mesmo pelo novo aprendizado, e talvez quis até se exibir, mostrando aos outros o que aprendeu. Com os cães não é diferente; quando eles se divertem aprendendo, não querem parar mais, e ficam ansiosos em exibir o que aprenderam de novo apenas por diversão também! Lembre-se de fazer intervalos durante as seções de adestramento a cada 10 a 15 minutos. Vocês dois vão achar difícil se concentrar se estiverem cansados!

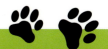

Recompensas, recompensas, recompensas!

Todo mundo gosta de ser recompensado por ter feito um bom trabalho, e com os cachorros não é diferente. Eles precisam saber que o bom comportamento é recompensado da mesma forma quando ganhamos uma estrela por ter ido bem na escola, ou um presente especial por ter passado de ano. Recompensas estimulam bons comportamentos!

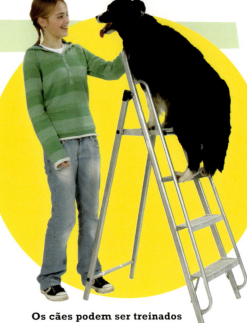

Os cães podem ser treinados para fazer truques incríveis!

Por que dar recompensas?

Muito simples, o que for recompensado é repetido! Se quiser que o seu cachorro repita determinado comportamento, como sentar, dê uma recompensa e ele fará isso de novo! Os cães são inteligentes e vão perceber rápido o que é divertido e o que não é. Assim como nós, eles evitam passar por experiências desagradáveis. Portanto, se o repreender ou brigar com ele, pode ser que depois ele apenas evite você. Claro que, para um cachorro, muitas coisas na vida são compensadoras, por isso ele faz travessura. Se ele pular na mesa da cozinha e achar um delicioso sanduíche de presunto, provavelmente ele repetirá isso no dia seguinte!

FATOS SOBRE OS CÃES

- Os cachorros podem ser adestrados para executar truques incríveis. Eles podem detectar doenças nas pessoas, podem encontrar criminosos e guiar deficientes visuais.
- A maioria dos cães pode aprender a fazer algo diferente em apenas quatro tentativas, se eles forem bem recompensados para isso.
- Os cachorros conseguem solucionar jogos, como labirintos. Na verdade, muitos deles amam labirintos, então por que não montar um na sua casa?

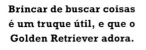

Brincar de buscar coisas é um truque útil, e que o Golden Retriever adora.

Mais do que qualquer coisa, os cães amam ter a nossa atenção. Eles amam quando nós olhamos para eles, falamos com eles e passamos a mão neles. Portanto, brigar, às vezes, pode ter o efeito oposto ao que nós esperamos. O cachorro pode repetir a travessura para chamar mais a atenção! Latir é um bom exemplo, se ele late e você grita com ele, o que você acha que ele ouve? Nós pensamos estar brigando com ele, mas ele acha que estamos "latindo" incentivo!

DICA IMPORTANTE

Muitas pessoas pensam que dar ao cachorro um tapinha na cabeça é uma boa forma de recompensa, mas para ele significa apenas falta de educação! Nem todos os cães gostam do tapinha na cabeça, e quase todos gostariam de um biscoito no lugar. Pense do seu ponto de vista: você tira A em uma prova na escola, o que você preferiria como recompensa, um tapinha na cabeça ou uma bicicleta nova?

O que é uma recompensa?

Uma boa recompensa é qualquer coisa que o seu cachorro goste. Teoricamente, você poderia usar atividades diárias das quais o seu cachorro gosta como formas de recompensa, como sair para passear ou deixá-lo subir no sofá. Porém, quando você estiver adestrando-o, é necessário dar várias recompensas em um período curto de tempo. Por isso petiscos são quase sempre a melhor opção. Pense em quais petiscos o seu cachorro realmente adoraria ganhar. Alguns cães adoram pequenos pedacinhos de salsicha, outros gostam de petiscos comprados em pacotes e outros preferem alternativas mais saudáveis como pequenos pedaços de frutas ou de vegetais. Se você estiver alimentando o seu cachorro com uma ração seca durante os horários de refeição, então um pouco desses petiscos são bons para dar a ele. Verifique com um familiar se o tipo e a quantidade de comida que você está dando são adequados.

Petiscos são ferramentas úteis para o adestramento.

LISTA DE RECOMPENSAS PARA O SEU CÃO

Marque a recompensa em cada categoria, e acrescente quaisquer outras que lembrar:

Brinquedos:
- [ ] bola
- [ ] brinquedo de puxar
- [ ] bola de futebol
- [ ] brinquedo que faz barulho
- [ ] bicho de pelúcia

Petiscos:
- [ ] salsicha
- [ ] petiscos de fígado
- [ ] queijo
- [ ] ração defumada/seca
- [ ] biscoito para cachorro

Afagos:
- [ ] cócegas no peito
- [ ] coçar o lombo
- [ ] carinho nas costas
- [ ] carinho na barriga

Para começar

Começar a adestrar o seu cachorro é fácil, precisa apenas de um pouco de espaço e um tempo reservado para você e o seu cachorro se concentrarem nisso. Lembre-se de ter em mãos um recipiente com as recompensas – petiscos em pequenos pedaços, macios e saborosos são os melhores – e então você está pronto para começar!

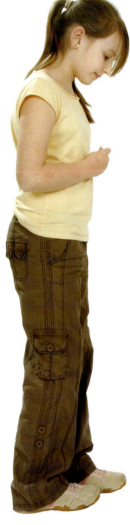

Adestrar o seu cachorro para prestar atenção quando você diz o nome dele é a parte mais importante do aprendizado.

Chamar a atenção do seu cachorro ao dizer o nome dele

Chamar o seu cachorro e ele atender quando estiverem dentro de casa é fácil, mas outra coisa é conseguir chamá-lo quando estiver fora de casa e de olho em um gato! Você precisa praticar esse exercício em todo e qualquer lugar.

1 Fique de frente para o seu cachorro, chame-o pelo nome com um tom de voz alegre.

2 Assim que ele olhar para você, diga "bom" e dê um petisco. A palavra "bom" diz a ele por que ele está sendo recompensado.

3 Repita três ou quatro vezes.

4 Agora pratique esse exercício quando o seu cachorro estiver um pouco distraído; veja se consegue fazê-lo virar e olhar para você chamando-o pelo nome.

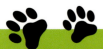

Converse com o seu Cão

Comando de sentar

Treinar o seu cão para sentar quando você comandar é simples e dá resultado. Há centenas de coisas que o seu cachorro não pode fazer enquanto estiver sentado. Imagine! Se ele estiver sentado, não pode correr, pular, perseguir coisas, roubar sapatos nem morder brinquedos... A lista é infinita, então ensine a ele o comando de sentar agora mesmo!

1 Mostre ao seu cachorro que você está segurando um petisco na mão. Coloque perto do focinho para ele cheirar.

2 Levante sua mão de forma que ele olhe para cima e siga seus dedos com os olhos. Esse movimento causa uma reação física em cadeia: a parte traseira dele acaba descendo. Preste atenção para manter a sua mão perto do focinho do seu cão. Se suas mãos estiverem numa posição muito alta, ele vai pular para tentar pegar o petisco.

3 Diga "bom" e dê uma recompensa assim que ele se sentar. Então diga a palavra "sente" um pouco antes de mover o petisco.

4 Repita esse exercício várias vezes.

5 Agora você precisa treinar o seu cachorro para sentar sem usar o petisco. Deixe os petiscos num recipiente para que fique com as mãos livres.

6 Peça para o seu cão se sentar, apenas uma vez! Se ele obedecer, diga "bom" imediatamente, e então dê a ele um petisco do recipiente. Se ele não sentar quando for pedido, ajude-o fingindo que você está segurando um petisco, então diga "bom" e recompense-o por ter feito um esforço.

"SENTAR" É DIVERTIDO

Norte, sul, leste e oeste
Diga ao seu cachorro para sentar-se na sua frente, diga "bom" e dê uma recompensa. Agora mude de lugar de forma que você fique em uma posição diferente, e peça para ele sentar de novo. Faça isso mais duas vezes para que então ele se sente de frente para todas os cantos do espaço em que vocês estiverem.

Sentada esperta
Peça ao seu cachorro para sentar e comece a contar os segundos até que ele sente. Se ele sentar em menos de 3 segundos, jogue o petisco para ele pegar. Entre 3 e 5 segundos, ele ganha o petisco da sua mão. Mais de 5 segundos, ele não ganha nenhum petisco!

Teste a sentada!
Diga ao seu cachorro para sentar, agora observe se você consegue mantê-lo sentado enquanto você dobra os joelhos, bate palmas, ou senta perto dele no chão. O teste final é ver se ele consegue ficar parado enquanto você faz uma bola rolar perto dele.

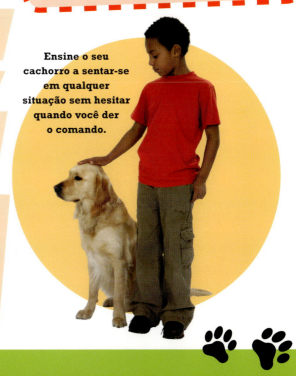

Ensine o seu cachorro a sentar-se em qualquer situação sem hesitar quando você der o comando.

Treinamento em casa

Os cães são naturalmente animais muito limpos e sempre vão tentar usar a parte de fora da sua casa como banheiro. Porém, ainda assim precisamos ensiná-los a serem limpos dentro de casa e devemos dar a eles todas as oportunidades possíveis para fazer as necessidades fora de casa.

Questões de toalete

Aprender a prever quando o seu cachorro precisa ir ao banheiro é o primeiro passo. Os momentos mais prováveis de isso acontecer são:

- Depois das refeições.
- Depois de acordar.
- Depois de uma brincadeira ou um momento alegre, como quando você chega em casa.

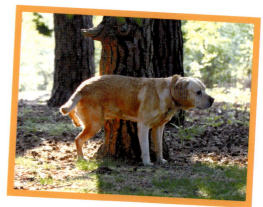

Você também precisa perceber os sinais do seu cachorro quando ele precisar sair de casa. A maioria vai começar a farejar o chão, a andar em círculos, agachar ou ficar distraído.

Se você não puder supervisionar o seu cachorro, é importante restringi-lo a uma caixa ou a uma área que seja fácil de manter limpa. Nunca repreenda ou puna o seu cão se você deixá-lo cometer um erro. É apenas um acidente.

1 Quando você suspeitar que o seu cão precisa sair, estimule-o a sair com você. Leve-o ao mesmo lugar toda vez, e dê um comando como "Seja rápido!".

Quadro de estrelas do programa de adestramento

Cada vez que o seu cão fizer suas necessidades no lugar certo, cole estrelas douradas em um calendário. Quantas estrelas têm? O número de estrelas deve aumentar todos os dias!

2 Espere com o seu cão, e então elogie-o com entusiasmo, dê petiscos ou brinque com ele assim que ele terminar de fazer as necessidades.

Devemos ajudar nossos cães a aprender a serem limpos!

3 Após alguns minutos, se o seu cachorro não demonstrar de nenhuma forma que precisa fazer suas necessidades, traga-o de volta para casa. Nesse momento, você sabe que logo ele provavelmente vai precisar sair de novo. Fique de olho nele o tempo todo para se certificar de que ele não irá cometer um erro.

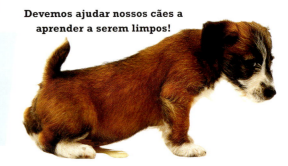

Converse com o seu Cão

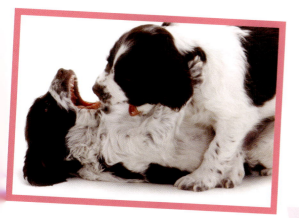

DICA IMPORTANTE
Não brinque de "lutar" com o seu filhote, e não faça nenhuma outra brincadeira em que o seu cachorro agarre você, suas roupas ou o seu cabelo. Do contrário, estará dando permissão a ele para morder as pessoas e todos os seus esforços irão por água abaixo.

Mordida de filhote

Morder enquanto brinca é normal para todos os cães jovens com menos de 18 semanas, mas você precisa interferir para que isso pare. Os filhotinhos têm dentes pequenos e muito afiados; quando mordem, machuca! Isso ajuda a descobrir o que está vivo e o que não está.

Desassocie a mordida de toda forma de diversão para o seu filhote. Não ria, não fale alto nem grite quando ele morder; ao invés disso, o seu cachorrinho precisa saber que morder machuca e que não pode!

1 Toda vez que ele colocar a sua mão ou alguma roupa sua na boca, dê um grito de dor; diga "Ai!" bem alto, e depois vire-se como se estivesse tratando o machucado.

2 Cada vez que sentir os dentes dele, ignore-o por cerca de 20 segundos, e depois continue passando a mão nele. Repita o "Ai!" e vire-se.

3 A mordida do seu cachorro deve tornar-se mais leve após um período de cerca de 4 semanas. Nesse momento, o seu filhote vai perceber que ele não pode morder forte. Depois disso, você pode dar um grito de dor mesmo se ele colocar a boca com cuidado, para finalmente ensinar a ele que não pode morder você de jeito nenhum.

DICA IMPORTANTE
Dê ao seu cachorro muitos brinquedos de morder para que ele exercite os dentes! Lembre-se de que se ele não tiver esses brinquedos à disposição, toda a sua casa vai parecer um enorme brinquedo de morder!

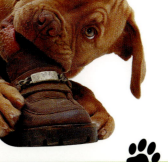

Converse com o seu Cão

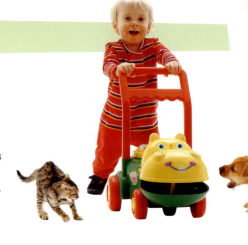

Lições para a vida

Apesar de parecer incrível, todos os nossos cães descendem dos lobos. Mesmo diferindo em muitos aspectos dos primos selvagens deles, eles não perderam todas as semelhanças. Estudos mostram que se os cães não tiverem muito contato com as pessoas quando são novinhos, eles crescem com comportamento selvagem. Esses cães nunca aprendem a confiar nos humanos ou a gostar da companhia deles.

Os filhotes aprendem a ser amigos das pessoas durante um período muito curto de seu desenvolvimento: entre 5 e 12 semanas de vida. Claro que os cachorros continuam a aprender depois disso, mas toda a perspectiva deles é afetada em sua maioria nesse período.

Encontrar e cumprimentar

Os filhotes precisam se conhecer e se misturar com o maior número possível de pessoas diferentes para que se sintam confiantes na vida futura. Para um filhote, uma pessoa usando um capacete pode muito bem parecer um ser de outro planeta, enquanto crianças que vão a uma festa e pintam o rosto devem parecer totalmente irreconhecíveis! Todos os filhotes precisam ficar expostos ao maior número possível de imagens, cheiros, sons, gostos e toques, para que possam dar conta do mundo que os cerca.

> **DICA IMPORTANTE**
> Se o seu filhote parecer um pouco nervoso quando vir algo novo, não force. Deixe que desenvolva confiança no seu próprio tempo. Ignore-o quando parecer preocupado; elogie e dê recompensa quando for corajoso.

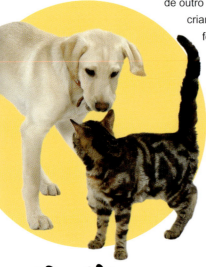

Os filhotes devem conhecer o maior número possível de animais e pessoas diferentes.

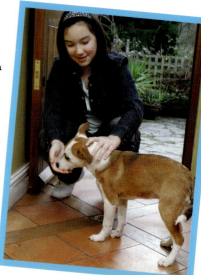

Agache para dar a recompensa ao seu cachorro.

Converse com o seu Cão

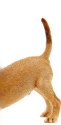
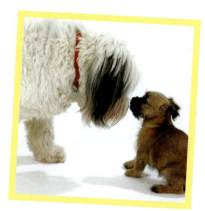

Plano de ação para o seu filhote

Assim que o seu cachorro estiver em casa, ele precisa se misturar com o máximo de pessoas possível e precisa descobrir o mundo ao redor. Mesmo se ele não tiver tomado todas as vacinas, ele pode sair no seu colo para ver e ouvir os carros, carrinhos de bebê e o corre-corre de sempre da vida. Tenha em mente que os filhotes precisam ficar expostos a vários tipos diferentes de ambientes, em especial aqueles em que você poderá ir visitar no futuro. Isso significa que se você morar no campo, viagens para a cidade serão necessárias. Se você mora na cidade, faça uma viagem para o campo!

FATO SOBRE OS CÃES

Muitos filhotinhos ficam enjoados com viagens de carro no começo, mas, assim como nós, eles amadurecem com o tempo e com a prática. Fazer viagens freqüentes e curtas de carro é essencial para todos os filhotes, para acostumarem com o movimento do veículo. Leve-o para andar de trem ou de ônibus também. Quanto mais ele passar por experiências agora, mais confiante ele se sentirá em viajar de diversas formas do futuro.

JÁ PASSEI POR ISSO, JÁ FIZ ISSO!

Marque cada opção que o seu cachorro já tiver visto, ouvido e feito. Dê a ele uma estrela dourada quando ele tiver visto, ouvido e feito três vezes ou mais cada uma das opções.

Em casa:
- ☐ Aspirador de pó
- ☐ Máquina de lavar
- ☐ Secador de cabelo
- ☐ Toque do telefone
- ☐ Spray de aerosol
- ☐ Chão de carpete ou de madeira
- ☐ Escadas
- ☐ Outros animais, como gatos

Fora de casa:
- ☐ Veículos
- ☐ Multidões
- ☐ Bicicletas
- ☐ Carrinhos de bebê
- ☐ Consultório do veterinário
- ☐ Porta da sua escola
- ☐ Andar na grama
- ☐ Andar no cascalho
- ☐ Espaços amplos
- ☐ Prédios altos
- ☐ Pessoas correndo
- ☐ Animais selvagens
- ☐ Aviões no céu

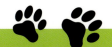

Não faça isso!

Os cães nem sempre são bonzinhos! Às vezes, eles se comportam de forma que nós achamos irritante ou até perigoso. Quando isso acontece, eles não se comportam mal porque querem, eles estão apenas mostrando um comportamento normal e natural, o que pode ser difícil de se acostumar para nós.

Se o seu cachorro estiver fazendo algo que você não goste, tente ver a situação do ponto de vista dele. Na hora, você vai ver o problema de um ponto de vista totalmente diferente! Por exemplo, se o seu cachorro ficar alegre demais quando os seus amigos chegam, pergunte a si mesmo se, sem querer, eles não estão incentivando-o a ficar agitado. Se o seu cachorro parecer muito ansioso, pergunte a si mesmo se ele está fazendo exercícios fora de casa o suficiente, ou se ele está entediado dentro de casa. Se você gritar, talvez ele ache que você esteja "latindo" incentivo! Tente pensar como o cachorro e não ficar irritado. Você vai ficar surpreso com a diferença que isso pode fazer.

Área de salto-livre!

Pular geralmente é um comportamento amigável, principalmente para os filhotes, portanto é importante nós não os punirmos por fazer isso. Em vez disso, pense no que você preferiria que o seu cachorro fizesse para cumprimentar as pessoas – pode ser manter todas as quatro patas no chão ou, melhor ainda, ficar sentado!

Ensinar a "sentar para cumprimentar" é relativamente simples:

1 Primeiro garanta que todos na sua família ignorem o cachorro quando ele pular em cima.

2 Vire de costas e cruze os braços se o seu cachorro pular em você. Faça elogios e afague se ele estiver sentado ou calmo.

3 É muito importante que ninguém faça carinho nele quando ele estiver pulando – não importa quão contente esteja em vê-lo!

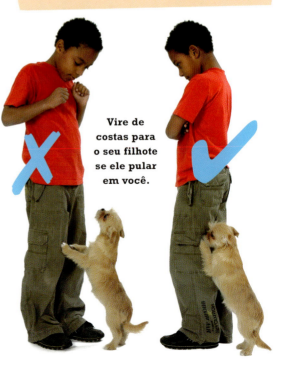

Vire de costas para o seu filhote se ele pular em você.

DICA IMPORTANTE
Muitos cães adoram brincar de buscar coisas quando você chega em casa e isso parece fazê-los parar de pular.

Roubar a atenção

Roubar coisas de casa e sair correndo com elas é um esporte para os cães! Infelizmente, isso pode levar a vários tipos de problemas no futuro se esse comportamento for incentivado desde pequeno. Cães de caça são os primeiros a descobrir que correr com os seus brinquedos ou com a sua escova de cabelo causa alvoroço na casa toda. Isso é o equivalente a ganhar na loteria para eles!

De novo, pense nesse comportamento do ponto de vista do seu cachorro. Lá está ele, deitado no tapete, e sendo ignorado. Ele está mordendo com calma um brinquedo dele. Ainda assim, continua sendo ignorado. Entendiado, ele levanta e começa a andar pelos seus brinquedos, e pega um. De repente, a casa toda vira-se para ele! Ele foge e uma divertida brincadeira de corre-corre começa dentro de casa e no jardim! Adivinhe o que ele vai fazer na próxima vez que ele quiser se divertir?!

Impeça o seu cachorro de roubar

Garanta que o seu cachorro não consiga pegar as suas coisas mais valiosas. Os filhotes adoram especialmente meias, escovas de cabelo, canetas e sapatos. Se o seu cachorro pegar algo que não deveria e você puder sacrificar o que ele pegou, então deixe. Esponja de lavar louça, panos de prato e toalhinhas podem ser sacrificados. Apenas tenha certeza que o seu cachorro não está comendo o que ele roubou. Levante-se e saia do cômodo em que estiver para demonstrar que realmente não se importa.

Nunca grite ou corra atrás do seu cachorro para pegar o que ele roubou. Ao invés disso, chame-o para vir até você, faça elogios e dê um petisco no lugar de objetos que você não pode sacrificar. Dedique-se a ensinar o seu cachorro a pegar coisas para você (ver p. 73). Assim, ele vai usar os instintos naturais dele e deixará você longe de problemas!

Os cachorros geralmente roubam coisas para ganhar atenção.

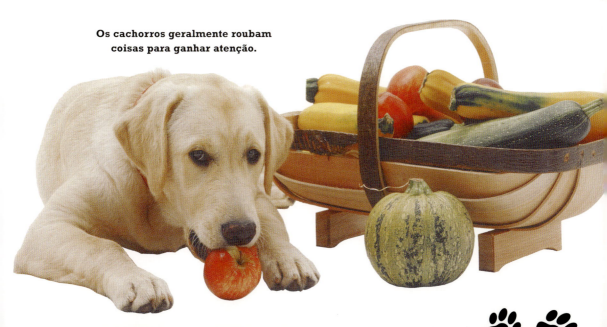

Deite!

A maioria dos cães aprende rápido a deitar quando você pede, mas ele precisam de motivação. Dê um petisco delicioso para ajudá-los no começo. Assim como quando você faz contas na escola, os cachorros precisam de tempo e paciência para aprender direito!

Ensine seu cachorro a deitar

1 Segurando um petisco próximo ao nariz do seu cachorro, abaixe a sua mão devagar até o chão, bem na frente das duas patas dianteiras dele. Segure o petisco com a palma da mão virada para baixo, de forma que a comida fique escondida embaixo da sua mão. Dessa forma, o cachorro vai querer enfiar o focinho embaixo, e vai virar a cabeça de lado para lamber.

2 Será possível perceber se o seu cachorro está tentando – ela vai levantar uma pata para tentar pegar o petisco da sua mão, vai abaixar a parte da frente do corpo em uma posição curvada ou ele vai andar um pouco para trás. Tudo isso significa que você deverá apenas esperar, pois, mais cedo ou mais tarde, todo o corpo dele vai ficar deitado no chão.

3 Assim que ele deitar, diga "bom", então jogue o petisco no chão e deixe-o comer. Isso evita que o seu cachorro siga a sua mão para cima de novo como um iô-iô!

4 Repita esses passos várias vezes; ora com a comida na mão, ora sem. Uma vez que você garantir que o seu cachorro vai deitar ao seguir a sua mão até o chão, então você poderá dizer a palavra "deite" um pouco antes de tirar a mão. Exercite isso pelo menos 20 vezes!

Sem usar a comida como forma de atração

1 Agora fique em pé com a postura reta. Mostre ao seu cachorro que você tem um petisco e então mantenha sua mão para trás.

2 Peça com calma para o seu cachorro "abaixar", mas não ajude com a mão. A maioria dos cães vai tentar sentar ou dar a pata antes de ter a idéia de que deitar pode funcionar. Tenha paciência e tente não repetir a palavra.

3 No instante em que ele deitar, diga "bom", e dê muitos petiscos!

4 Repita esse processo diversas vezes em vários lugares diferentes na casa e no jardim, até que o seu cachorro obedeça com confiança em todo e qualquer lugar.

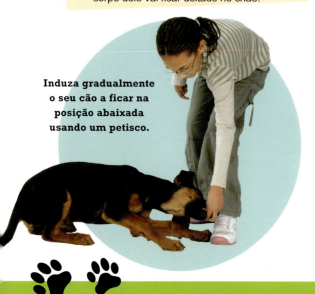

Induza gradualmente o seu cão a ficar na posição abaixada usando um petisco.

Converse com o seu Cão 61

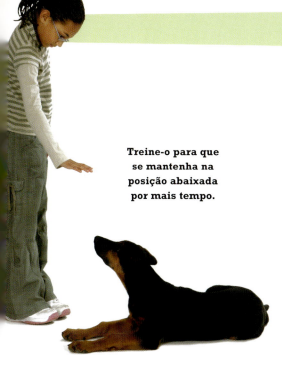

Treine-o para que se mantenha na posição abaixada por mais tempo.

Agora fique!

Uma vez que o seu cachorro aprendeu a sentar e a deitar sob o seu comando, então você pode ensiná-lo a ficar nessas posições por mais tempo, esperando que você diga "bom" e dê um petisco.

1 Peça ao seu cachorro para sentar ou deitar, conte até dois, diga "bom" e dê um petisco.

2 Peça a ele para sentar ou deitar, espere 5 segundos, então diga "bom" e dê o petisco.

3 Peça ao seu cachorro para sentar ou deitar, espere 7 segundos, diga "bom" e dê o petisco.

4 Peça a ele para sentar ou deitar, conte até 30, diga "bom" e dê vários petiscos!

JOGO DE ADESTRAMENTO

O seu desafio é ver se você consegue manter o seu cachorro deitado enquanto você:

🐾 Amarra o seu tênis (ganha 2 pontos)
🐾 Fica parado com as mãos na sua cabeça (ganha 1 ponto)
🐾 Bate palmas (ganha 3 pontos)
🐾 Assiste a um comercial na TV (ganha 4 pontos)
🐾 Dá dois passos para trás e dois para frente, em direção ao seu cachorro (ganha 2 pontos)
🐾 Ajoelha no chão próximo ao seu cachorro e levanta de novo (ganha 3 pontos)
🐾 Mais difícil de tudo: dar uma volta inteira em torno dele! (ganha 5 pontos!)

Como você se saiu?
Some seus pontos.
A pontuação mais alta é 20.
0 a 4 pontos: oh-oh! Ensine de novo o seu cachorro como deitar sob o seu comando e ficar. Pratique por mais um tempo e depois tente novamente!
5 a 10: Muito bem. A prática levará à perfeição. Tente de novo as partes mais difíceis!
10 a 15: Excelente! Obviamente você fez a sua lição de casa. Alcance os 20 pontos da próxima vez!
15 a 20: Gênio! Você e o seu cão vão longe. Continue fazendo o bom trabalho!

Coloque suas mãos nos seus quadris. O seu cachorro fica deitado?

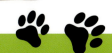

Atender ao ser chamado

O seu cachorro se sentirá mais livre quando estiver fora de casa depois que você ensiná-lo a atender ao ser chamado. Porém, verifique se a região é segura para o seu cachorro ficar sem coleira e que não há tráfego de carros ou outros animais por perto. Mantenha-o preso na coleira se não houver nenhum adulto com você para supervisionar.

Começando

1 Em casa, fique a apenas alguns passos distante do seu cachorro. Chame-o com uma voz carinhosa, por exemplo, "Shadow, venha!".

2 Sacuda o petisco na sua mão estendida para incentivá-lo a vir até você. Se ele não atender, bata palmas ou faça algum barulho engraçado. Depois, usando o petisco como atrativo, ande dois ou três passos para trás. Se ele der apenas um passo para frente em sua direção, diga "bom" e dê a ele vários petiscos de uma vez jogando-os no chão na sua frente.

3 Aumente gradualmente a distância que o seu cão deve andar para pegar a comida, sempre fazendo-lhe elogios. Se ele gostar de brinquedos, faça uma brincadeira como forma de recompensa.

4 Agora treine o seu cachorro chamando-o para você em situações incomuns dentro e em volta de casa, e depois no jardim. Exercite essa prática de chamar o seu cachorro antes de treinar no parque ou no campo, onde há mais distrações. Nesse caso, você pode usar uma guia longa se não tiver certeza que ele irá atender ao chamado. Lembre-se de que quanto mais distrações houver, melhores deverão ser as recompensas e os elogios!

Seu cachorro deve gostar de vir até você quando for chamado. Tente chamá-lo apenas para coisas boas, como abraços, comida e passeios.

DICA IMPORTANTE
Nunca repreenda o seu cachorro por levar muito tempo para vir até você, isso vai apenas desestimulá-lo a vir de novo da próxima vez!

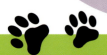

Converse com o seu Cão

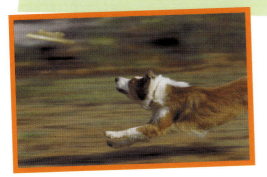

Faça dos passeios uma diversão!

Alguns cachorros tendem a ser muito obedientes, pois eles sabem que o dono irá brincar com eles e dar ótimos petiscos. Outros cães preferem ser "surdos convenientes" no parque – provavelmente porque sabem que o dono irá ignorá-los até eles voltarem para casa! Isso demonstra para ele que o dono é muito chato comparado a todas as imagens e cheiros em volta dele, e também que atender ao ser chamado significa o fim da diversão! Seja alegre ao passear, brinque com o seu cachorro toda hora, dê muitas recompensas por ele atender ao seu chamado durante o passeio, e não apenas quando for colocar a guia nele para levá-lo para casa!

COMPETIÇÃO DE CORRIDA

Esse jogo é bom para fazer com a família toda. A idéia é ver quem consegue fazer o cachorro vir até a pessoa o mais rápido. Seu cachorro vai mostrar quem ele acha que elogia mais e dá os melhores petiscos quando é chamado.

- Certifique-se de que cada membro da família tenha o mesmo número de petiscos: 20, por exemplo.
- Espalhem-se para que fiquem na mesma distância uns dos outros.
- A primeira pessoa chama o cachorro e, então, todos devem contar quanto tempo ele leva para chegar até a pessoa.
- Assim que ele chegar, todos dizem "bom" e dão a ele alguns petiscos. Eles decidem quantos petiscos darão dependendo de quão rápido o cachorro respondeu!
- A pessoa seguinte então chama o cachorro, e tenta ganhar da primeira pessoa que chamou.
- Continue com o jogo até todo mundo ter chamado 2 vezes ou até todos os petiscos terem acabado!

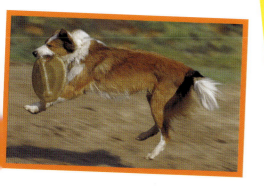

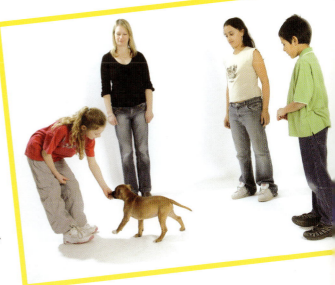

Toda a sua família deve ajudar o seu filhote a aprender a atender quando for chamado. Torne isso algo divertido!

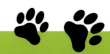

Converse com o seu Cão

Passeando na coleira

O principal motivo de os cachorros puxarem a coleira é porque eles são recompensados por isso! Ao fazer isso, eles chegam mais rápido até o parque e levam os donos onde eles querem ir, e não o contrário!

Você deve começar o adestramento na coleira com o seu cachorro em um local calmo e silencioso, e não quando você estiver tentando chegar até o parque! Os cachorros precisam saber qual é a posição certa quando estão andando calmamente com a guia, é aí que a palavra "bom" realmente adquire o seu valor. Ao invés de chamar a atenção dele ao puxar a guia, acabe com toda a diversão ficando parado. Quando ele estiver na posição certa, avise dizendo "bom", dando um petisco, e depois continue andando.

Todos os cachorros precisam aprender a andar comportados na coleira.

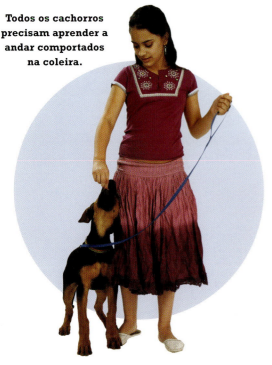

Mostre o caminho!

1 Coloque a coleira e a guia no seu cão na sala de estar, hall de entrada ou jardim. Fique parado. Segure a guia próxima ao seu corpo para evitar que sua mão seja puxada por ele. Não dê um único passo se a guia estiver esticada.

2 Segure um petisco na mão que estiver livre e mostre para ele! Assim que ele deixar a coleira folgada e olhar para você, diga "bom" e dê o petisco.

3 Ande um ou dois passos em qualquer direção que escolher. Olhe com cuidado a posição do seu cachorro: se a coleira estiver estendida, fique parado, ou mude de repente de direção. Não ande na direção que o seu cachorro quiser ir se a coleira estiver esticada!

4 Toda vez que tiver uma folga na guia, diga "bom" e dê um petisco.

5 Repita isso várias vezes, e depois pare e brinque um pouco com ele. Seja generoso com os petiscos no começo – é um exercício difícil!

Uma vez que o adestramento dentro de casa e no jardim estiver indo bem, você pode começar a praticar fora de casa nos passeios. Não tenha grandes expectativas tão cedo! Pode ser que você passe mais tempo parado do que andando no começo, mas tenha paciência!

Converse com o seu Cão

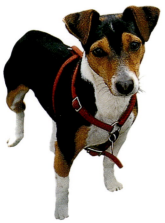

A guia e a coleira perfeitas

Que tipo de coleira e de guia o seu cachorro escolheria? Para se sentirem seguros e confortáveis, os cachorros precisam de uma coleira que seja a mais comprida possível e com uma largura de não menos que 2 centímetros. Devem caber dois dedos entre a coleira e o cachorro para certificar-se de que ela cabe adequadamente. A guia do cachorro pode ser feita de qualquer material, como couro e náilon, mas as de corrente são desconfortáveis para segurar e podem assustar o seu cachorro se você deixar ela cair sem querer.

Há uma variedade de modelos, cores e padrões diferentes para as guias que combinam com a coleira. Você pode comprar até coleiras chiques com strass ou que brilham no escuro para os passeios noturnos!

Usar *head-collars* (abaixo, à direita) é uma forma de fazer com que o seu cão pare de puxar a guia. Elas agem como um cabresto de cavalo e dá a você a autonomia de conduzir. As peitorais (acima) são uma alternativa confortável. Correntes enforcadoras e coleiras com cravos nunca devem ser usadas. Nada substitui um bom adestramento e uma boa prática!

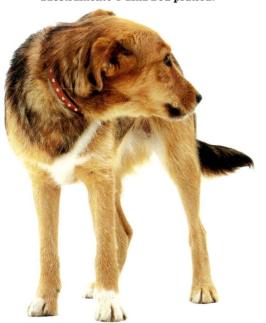
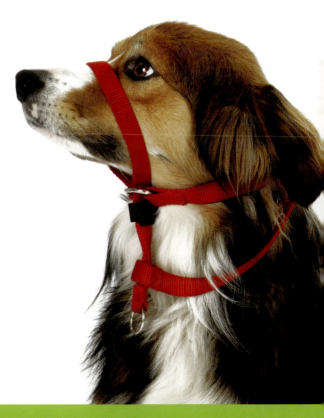

Largar comida e objetos

Os cães exploram o mundo pegando coisas com a boca para saberem o sabor e a textura. Eles também roubam coisas para chamar a atenção. Ensinar o seu cachorro a não encostar em algumas coisas pode salvar a sua vida, assim como pode salvar os seus pertences de serem mastigados!

Para ensinar o seu cachorro o comando de "largar", vá para um local calmo e sossegado. Se o seu cachorro estiver agitado ou começar a morder, peça para alguém ajudá-lo no início.

1 Segure um petisco com a sua mão bem fechada próxima ao seu cachorro enquanto ele cheira e lambe, tentando pegar a comida. Fique em silêncio e tente manter sua mão parada.

2 Observe cuidadosamente, assim que o seu cachorro afastar o focinho da sua mão, mesmo que seja por meio segundo, diga "bom", e dê a ele o petisco.

3 Repita isso várias vezes. Muitos cachorros aprendem a afastar o focinho da sua mão em cerca de quatro tentativas.

4 Agora você pode esperar até ele afastar o focinho da sua mão por 3 segundos, então diga "bom" e dê o petisco. Muitos cães viram-se completamente como se resistissem à tentação. É um bom sinal!

5 Estabeleça o tempo que o seu cachorro deve tomar até afastar completamente da sua mão por cerca de 10 segundos. Nesse momento, você pode incluir o comando "largue". Diga isso com uma voz doce e calma, antes de o cachorro vir a comida.

6 Uma vez que o seu cachorro pegar o jeito, repita o exercício, mas desta vez diga "deixe", então mostre a ele a comida com a sua mão aberta. Se ele tentar pegar, feche a mão com a comida. Não afaste a sua mão dele.

7 Estenda o exercício treinando com a comida na sua mão, sobre móveis e no chão. Após um número de repetições, cães de todas as idades aprendem muito rápido que a palavra "largue" significa "não toque" – não importa o que for ou onde estiver.

Fique de olho! Os cães são xeretas de primeira. Se você deixar comida em um lugar fácil, eles vão comer!

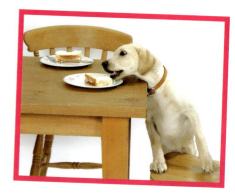

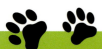

Converse com o seu Cão

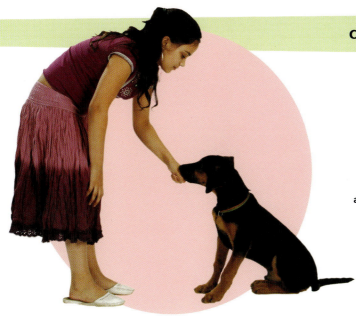

Ao ensinar a "largar", segure um petisco com a mão bem fechada. Espere o seu cachorro afastar o focinho antes de recompensá-lo por isso.

Teste o seu adestramento

Quão boas são as suas habilidades de adestramento? Não se esqueça de recompensar e elogiar o seu cachorro quando ele for bem.

Habilidade	Resposta do cachorro		
	Excelente	Boa	Precisa praticar mais
Peça para o seu cachorro sentar 4 vezes.			
Peça para ele deitar, e depois assista a um comercial na TV. Ele precisa ficar deitado o tempo todo!			
Passeie com o seu cachorro com a guia folgada em volta do jardim ou do começo ao fim da sua rua. Ele não pode puxar.			
Diga ao seu cachorro para não comer a comida que você estiver segurando na mão aberta por 10 segundos.			
Peça para ele sentar, depois para deitar, sem usar nenhum petisco.			
Peça para ele sentar. Coloque a guia nele. Ele deve permanecer sentado enquanto a guia for colocada e depois retirada de novo.			
Chame o seu cachorro para vir até você de outro cômodo, falando uma vez apenas. Ele vem na hora?			

Sua pontuação
7 de 7: Excelente! Parabéns!
4 de 7 ou mais: Muito bem. Continue com o bom trabalho!
Menos de 4: Precisa praticar mais. Lembre-se, todos os cães aprendem no seu próprio ritmo.

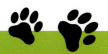

Truques: rolar e dar a pata!

Os truques são uma forma maravilhosa de manter o seu cachorro entretido e de construir ainda mais um bom relacionamento. Do ponto de vista do cachorro, todos os exercícios e as tarefas que você ensinar a ele são truques, então mantenha a diversão e o coração aberto. O seu cachorro vai adorar isso!

Rolar

Ensinar o seu cachorro a rolar sob o seu comando torna fácil escová-lo e significa que o seu cachorro se sente confiante com você. Também é um ótimo truque, especialmente se bem praticado!

1 Peça para ele deitar.

2 Quando ele estiver deitado, observe para qual direção estão posicionados os quadris. Com um petisco perto do canto da boca do seu cão, atraia-o de forma que sua cabeça esteja olhando para trás, sobre o seu próprio ombro.

3 Continue com os petiscos, enquanto ele se joga para o lado.

4 Estimule-o o tempo todo. Segure o petisco bem apertado na sua mão enquanto ele rola sobre suas próprias costas. Diga "bom" e dê um petisco assim que ele rolar de novo.

5 Pare de atiçá-lo assim que puder. Deixe-o entender o que ele precisa fazer para ganhar o "bom" e o petisco.

6 Acrescente a palavra "role" apenas quando o seu cachorro já estiver fazendo isso sozinho.

7 Aperfeiçoe o truque praticando até o seu cachorro conseguir rolar depois de estar em pé, e então voltar a ficar sentado de novo.

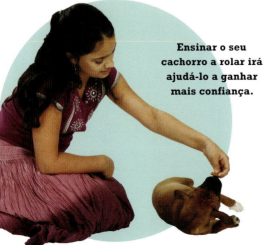

Ensinar o seu cachorro a rolar irá ajudá-lo a ganhar mais confiança.

Algumas raças, como o Doberman e o Whippet, têm dificuldade de fazer esse truque em superfícies duras, provavelmente porque suas costas são ossudas e sem proteção. Tente praticar em um tapete macio ou um cobertor, e recompense-o até pelo menor esforço.

Converse com o seu Cão

Dar a pata
Um truque fofo que parece como se ele estivesse cumprimentando.

1 Primeiro, incentive o seu cachorro a sentar na sua frente. Dê a ele um petisco.

2 Segure mais um petisco na sua mão fechada, próxima ao chão. Agora preste atenção com cuidado! Você vai dizer "bom", e então solte o petisco no instante em que o seu cachorro mover a pata. No começo, a maioria dos cães vai tentar farejar a comida com o focinho e a boca. Se você continuar segurando a comida, ele vai então tentar uma tática diferente, tentando tocar a sua mão com uma pata. Recompense-o na hora. Repita pelo menos 4 vezes.

3 Agora estabeleça uma regra. O seu cachorro precisa fazer um movimento deliberadamente para tocar na sua mão com a pata dele antes de conseguir a recompensa.

4 Levante a sua mão alguns centímetros do chão; assim, o seu cão vai ter de alcançar mais alto para tocar você com a pata. Diga "bom" e dê um petisco imediatamente pelas tentativas positivas.

5 Quando chegar no nível em que ele oferecer a pata com confiança, você pode adicionar o seguinte comando. Diga "pata" e espere. Não vai demorar muito para o seu cão cumprimentar com a pata quando você der o comando!

Algumas raças parecem ser especialmente boas em dar a pata sob comando. Os Golden Retrievers, os Labradores e os Springer Spaniels normalmente são os especialistas. Tome cuidado quando você estiver segurando um copo de suco de laranja na mão!

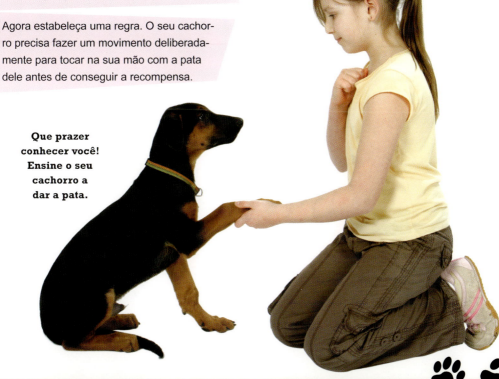

Que prazer conhecer você! Ensine o seu cachorro a dar a pata.

Truques: girar e andar em formato de "oito"

Girar

Ensinar o seu cachorro a girar é um ótimo truque. Alguns cães, como os Collies e o Jack Russell Terrier, adoram esse truque em especial. Se você for realmente um bom adestrador, você poderá ensiná-lo a girar em volta do tapete na entrada de casa – assim, ele esfregará suas próprias patas quando vier da rua!

1 Segure um petisco e movimente-o fazendo um formato de círculo para atrair o seu cão a andar fazendo esse movimento, de forma que a cabeça dele quase alcance a cauda. Assim que ele completar um círculo, diga "bom", e dê um petisco delicioso.

2 Repita isso várias vezes até o seu cachorro começar a mover em círculos para seguir a sua mão automaticamente.

3 Agora induza o seu cachorro a andar em círculo, mas sem o petisco na sua mão. Diga "bom" e dê um petisco se ele completar todo o círculo. Fique muito orgulhoso dele!

4 Adicione o seguinte comando, diga "gire" assim que começar a mover a sua mão. Pratique várias vezes até ele começar a se mover quando você disser a palavra.

5 Para fazer com que o truque pareça profissional, o melhor seria o seu cão obedecer a uma palavra que você disser, em vez de um sinal com a mão. Fique parado com a postura reta e diga ao seu cão para "girar". Se ele obedecer, diga "bom" e dê uma porção de petiscos! Afinal de contas, ele é um gênio! Se ele hesitar por um momento ou parecer confuso, ajude-o fazendo um movimento discreto com a mão, daí veja se ele consegue entender!

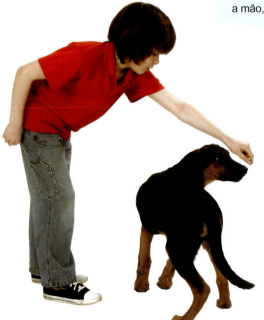

A maioria dos cães vai ficar feliz em seguir o petisco para girar. No começo, mova devagar a sua mão.

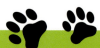

Converse com o seu Cão

Andar em formato de "oito"

Ensinar o seu cachorro a andar em formato de "oito" entre as suas pernas requer habilidade – e equilíbrio! Leve o tempo que for preciso para ensinar devagar e com cuidado esse truque, especialmente se você tiver um cão grande ou se ele tiver pernas curtas.

1 Fique parado, segurando um petisco em cada mão.

2 Com o cão à sua esquerda, flexione o seu joelho para frente e atraia o seu cachorro para passar embaixo da sua perna direita usando o petisco da sua mão direita. Diga "bom" e dê o petisco.

3 Agora repita isso diversas vezes, para que o seu cão sinta-se realmente confiante em passar por entre a sua perna flexionada.

4 Agora repita mais uma vez, mas em vez de dar o petisco após ele ter passado por debaixo da sua perna direita, mostre imediatamente a ele que você tem um petisco na sua mão esquerda também – atrás do seu joelho esquerdo. Atraia por debaixo da sua perna esquerda, diga "bom" e dê um petisco.

5 Faça os dois movimentos juntos. Agora você verá o seu cachorro andando em formato de "oito" entre as suas pernas! Pratique esse passo muitas vezes e seja generoso com os petiscos e os elogios. Ignore-o se ele cometer um erro – apenas tente novamente!

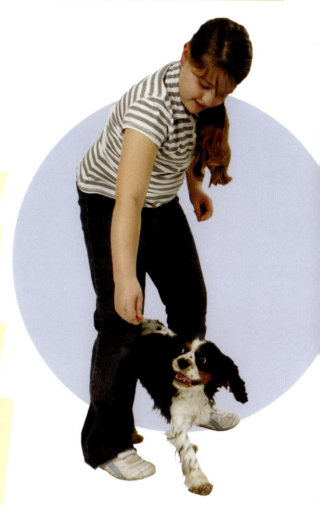

Assim como usar petiscos, elogie e incentive bastante o seu cachorro.

Após um tempo, pratique o truque sem comida nas suas mãos. Então, comece a induzir o seu cachorro movendo o seu joelho e não atraindo com as suas mãos. Cachorros mais perspicazes podem até passar em zigue-zague entre as suas pernas enquanto você caminha!

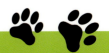

Converse com o seu Cão

Truques: andar para trás e ir buscar!

Andar para trás

Um truque engraçado que também tem sua utilidade! Ensine seu cachorro a se afastar da TV, a entrar em um espaço pequeno ou então a subir na balança do veterinário. É divertido!

1 O seu cachorro precisa ficar parado na sua frente. Segure um petisco bem alto perto do nariz dele para ele saber que está lá, então mova para baixo para que fique um pouco abaixo do queixo dele.

2 A maioria dos cães agora vai dar um pequeno passo para trás para tentar jogar o petisco dentro da boca! Tome cuidado. Assim que você vir a pata dele movendo para trás, diga "bom" e solte o petisco.

3 Repita isso diversas vezes. É muito difícil para alguns cães fazer a conexão entre as patas traseiras e ganhar o petisco, então seja paciente e certifique-se de dizer "bom" de maneira clara quando você vir ele se mover para trás.

4 Aumente gradualmente o número de passos para trás que o seu cachorro deve dar para conseguir a recompensa. Pratique um pouco e com freqüência, e tenha certeza de que ele esteja se divertindo! Diga as palavras "para trás" para dizer para andar para trás um pouco antes de mover o petisco para baixo do queixo dele.

5 Enfim, tente fazer o truque sem o petisco na sua mão. Se ele já obedecer apenas ao olhar a sua mão, diga "bom" e dê vários petiscos de uma vez. Ele merece!

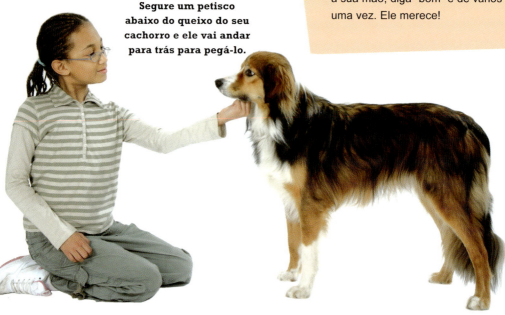

Segure um petisco abaixo do queixo do seu cachorro e ele vai andar para trás para pegá-lo.

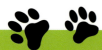

Converse com o seu Cão   73

Ir buscar

Alguns cães, como os Labradores e os Spaniels, naturalmente gostam de ir buscar objetos. Outros precisam de um pouco de incentivo. Esse truque tem muitas utilidades: você pode pedir para ele trazer as suas correspondências, peças de roupas (p. ex., meias) e até mesmo o controle remoto da TV!

A arte perfeita de pegar é fazer com que o seu cachorro segure um objeto e dê para você quando você pedir.

Sempre diga "bom" e dê um petisco quando começar a ensinar esse exercício ao seu cachorro. Porém, após um tempo, a diversão de brincar de pega-pega com brinquedos será uma recompensa por si só!

1. Comece com um objeto que o seu cão goste, como um brinquedo macio ou uma peça de roupa.

2. Prepare alguns petiscos. Segurando o objeto na sua mão, ofereça-o ao seu cão. Se ele apenas cheirar o objeto, diga "bom", e dê o petisco. Repita esse passo algumas vezes.

3. Aqui você vai ter que esperar um pouco mais. Dessa vez, tente fazê-lo pegar o objeto com a boca. Se ele o fizer, deixe-o segurando por 1 segundo e depois diga "bom" e dê o petisco. Aumente o tempo que ele deve segurar para cerca de 20 segundos.

4. Coloque o objeto no chão. Você pode chacoalhar o objeto e fazer com que se mova como uma cobra, mas não jogue.

5. Assim que o seu cachorro agarrar o brinquedo, deixe-o e imediatamente se afaste. Incentive-o a vir até você e depois peça para ele dar o brinquedo.

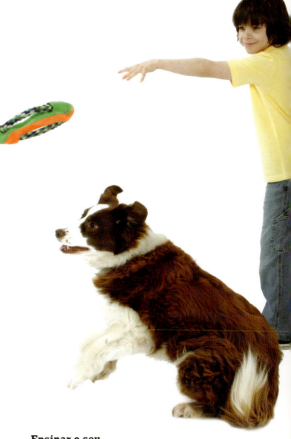

Ensinar o seu cachorro a ir buscar os objetos é muito útil.

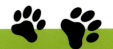

Tome cuidado com cachorros desconhecidos

Você pode ser um especialista em entender o comportamento do seu próprio cachorro, mas sempre tenha cuidado quando estiver com cachorros desconhecidos. Assim como os humanos, alguns são bonzinhos, outros não. Siga as orientações a seguir para garantir a sua segurança.

Afaste-se

Nunca se aproxime de um cachorro que você não conheça. Apesar de um cachorro parecer simpático, pode ser que ele não queira brincar ou receber afago. Nunca, jamais, se aproxime de um cachorro que esteja sozinho, ou de uma matilha que esteja perambulando.

Se um cachorro estiver com o seu dono, é educado perguntar antes se você pode afagá-lo. Se ele disser que sim, estenda sua mão para que o cachorro possa cheirar você antes de você tocá-lo. Tentar tocar a cabeça ou o pescoço de um cachorro significa falta de educação para ele. A maioria dos cães prefere que faça cócegas no peito. O dono vai perceber que você entende sobre comportamento canino!

Estátua!

Nunca corra de um cachorro, grite ou balance os braços. Isso incita os cães, e é bem provável que o fará correr atrás de você. Ao invés disso, fique imóvel como uma estátua! Fique bem parado e cruze os braços. Encarar o cachorro pode ser visto como uma ameaça, então desvie o olhar e espere-o sair. Chame um adulto se você estiver preocupado.

Brincadeira segura

Apesar de ser tentador, nunca brinque com um cachorro se não houver um adulto com você. Até mesmo cachorros pequenos podem ser fortes e muito rápidos, e podem machucar sem querer; portanto, sempre deve haver um adulto por perto se você estiver brincando com o cachorro.

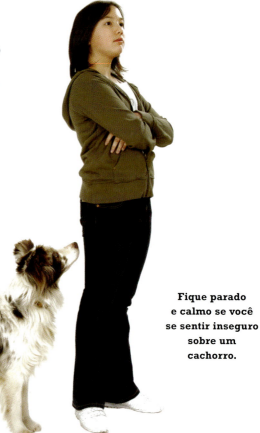

Fique parado e calmo se você se sentir inseguro sobre um cachorro.

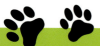

Converse com o seu Cão 75

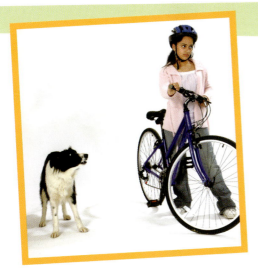

Perigo – cão bravo!
Nunca, jamais, aproxime-se de um cachorro que estiver amarrado ou preso numa corrente, e nunca atice um cachorro que estiver atrás de uma grade ou um portão. Essas situações são muito perigosas, portanto, mantenha-se afastado. Cachorras que estiverem cuidando de seus filhotes também podem ficar irritadas se você se aproximar; portanto, pergunte a um adulto antes de tocar em uma.

Alguns cães não gostam de bicicleta. Use a sua como barreira se você estiver preocupado.

Aviso sobre bicicletas
Alguns cães adoram ver crianças andando de bicicleta, e correm atrás delas. Quanto mais rápido você pedalar, mais eles vão querer perseguir. Se um cachorro que você não conhece se aproximar enquanto você estiver na bicicleta, a melhor forma de lidar com isso é sair da bicicleta. Fique parado com a bicicleta entre você e o cachorro. Fique calado, parado e espere até o cachorro perder o interesse antes de você sair pedalando, ou chame um adulto para ajudar.

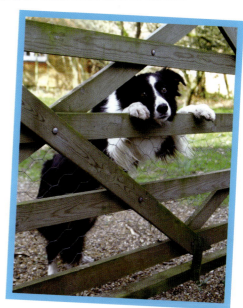

Não cutuque a onça com vara curta
Esta expressão é ótima! Nunca perturbe o sono de um cachorro, pois você pode assustá-lo. Assim como nós, alguns cães podem ficar muito mau humorados quando são acordados de repente!

Não encoste na minha comida!
Os cachorros que estiverem comendo ou mastigando um osso ou brinquedo podem se sentir ameaçados se você estiver muito perto; portanto, dê um espaço a eles. Nunca tente pegar algo da boca de um cachorro – mesmo se você achar que o cachorro irá se machucar.

DICAS IMPORTANTES
- Nunca se aproxime de um cachorro que você não conhece!
- Sempre pergunte antes ao dono se você pode encostar no cachorro dele.
- Nunca provoque um cachorro, nem grite ou saia correndo.
- Peça ajuda a um adulto se você se sentir apreensivo.

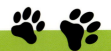

Jogos e Brincadeiras

Os cachorros adoram brincar. Pega-pega, esconde-esconde e caça ao tesouro estão todos na lista das brincadeiras preferidas deles! As brincadeiras são importantes por muitos motivos: elas ajudam a criar um bom relacionamento, permitem que o cachorro pratique suas habilidades de caça e é uma ótima forma de liberar o instinto animal!

Um cão selvagem precisa passar a maior parte do tempo procurando comida – caçando e comendo. Ele precisa ser bom em escavar para encontrar alimentos como raízes e frutos, além de ter de procurar água para beber e encontrar um bom lugar para dormir. Mas no nosso mundo, os cães têm muito pouco a fazer. A comida é dada para eles em uma tigela, eles são levados para passear quando nós queremos e bebem água à vontade! Apesar de assim eles terem uma vida muito mais fácil, eles podem ficar entediados e um pouco frustrados também. Alguns podem ficar travessos se não dermos atividades o suficiente para eles fazerem e pensarem. Jogos e brincadeiras são uma forma de fazer o seu cachorro usar as habilidades naturais e exercitar o cérebro ao mesmo tempo. Quantos jogos e brincadeiras você pode inventar?

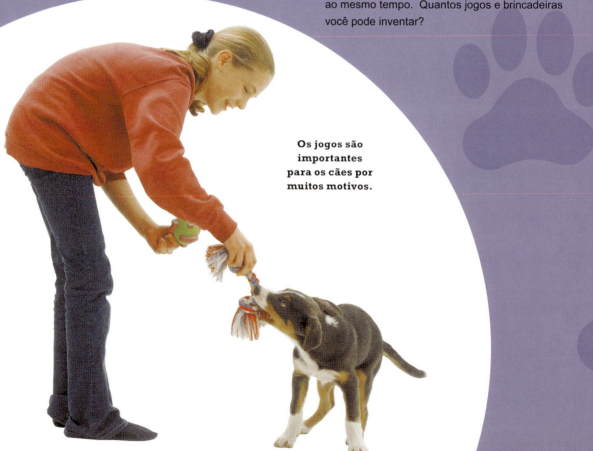

Os jogos são importantes para os cães por muitos motivos.

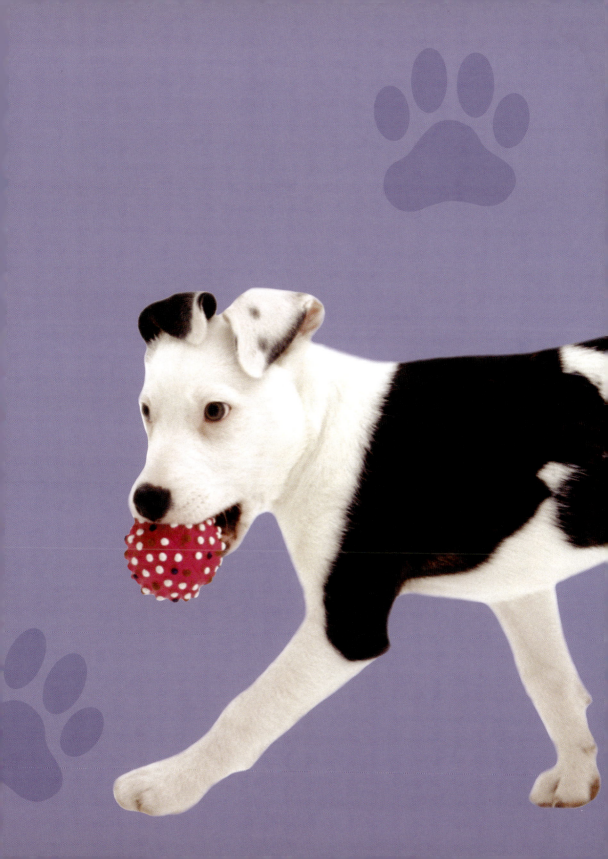

Jogos e Brincadeiras

Jogos para solucionar

O seu cachorro vem com um equipamento especial de busca e de soluções de jogos – os olhos, o nariz e o cérebro! Na vida selvagem, os cães vão atrás de comida, abrigo e companheiros. Não é à toa que eles se sentem entediados se ficarem apenas sentados perto do sofá. Fazer jogos que o permitam usar suas habilidades especiais não será apenas uma maneira de gastar a energia, como também ele vai querer estar com você mais do que nunca.

CAÇA AO TESOURO

Perfeito para: cães animados que adoram seus brinquedos.

Você vai precisar:
- Do brinquedo preferido dele.

Regras do jogo:
- Diga ao seu cachorro para sentar e esperar enquanto você esconde o brinquedo num outro cômodo.
- Volte e diga para ele ir procurar o brinquedo.
- Vá junto e incentive-o a procurar o objeto.
- Se o seu cachorro for bom nesse jogo, esconda o brinquedo em lugares cada vez mais difíceis!

DISPERSÃO NO JARDIM

Perfeito para: quando você estiver com pouco tempo!

Você vai precisar:
- Da ração do seu cachorro
- De um jardim
- De um brinquedo *Kong* (uma pirâmide feita de borracha com um buraco no meio)

Regras do jogo:
Se você alimenta o seu cachorro com ração seca e tem fácil acesso a um jardim:
- Peça para ele sentar e esperar enquanto você joga a comida dele na grama.
- Diga para ele ir pegar – e comer!

Se você o alimenta com comida pastosa (como as enlatadas):
- Peça para ele sentar e esperar enquanto você despeja a comida dele em um brinquedo *Kong* com a ajuda de uma colher.
- Ele precisa então ir até o *Kong* para pegar a comida.

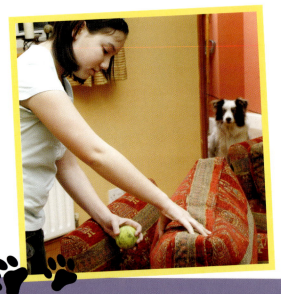

Os cães são excelentes para encontrar objetos escondidos, então, faça disso o jogo preferido deles!

Jogos e Brincadeiras

JOGO DAS XÍCARAS

Perfeito para cães espertos que gostam de um desafio.

Você vai precisar de:
- Alguns petiscos.
- Uma xícara velha ou uma caneca.
- Um relógio que marque os segundos ou que tenha um cronômetro.

Regras do jogo
- Peça para ele ficar sentado enquanto você coloca um petisco debaixo de uma caneca virada com a boca para baixo.
- Peça para ele procurar o petisco, e marque quanto tempo ele leva para pegá-lo.

Cada cachorro tem uma forma diferente de solucionar esse jogo! Alguns vão usar a pata para empurrar ou para derrubar a caneca. Outros vão até puxar a caneca pela asa para chegar até a comida!

Uma vez que o seu cachorro solucionou esse jogo, repita e marque o tempo de novo. Ele foi mais rápido na segunda, na terceira e na quarta vez?

MENSAGEM NA GARRAFA

Perfeito para cães que gostam de solucionar as coisas.

Você vai precisar de:
- Um pouco da ração seca do seu cachorro ou alguns petiscos secos.
- Uma garrafa de água grande vazia (jogue fora a tampa e verifique se ela amassa sem rasgar).

Regras do jogo:
- Mantenha o seu cachorro sentado ao seu lado enquanto você joga os petiscos na garrafa vazia.
- Dê a garrafa ao seu cachorro e deixe-o perceber como pegar os petiscos de dentro chacoalhando a garrafa e fazendo-a rolar!

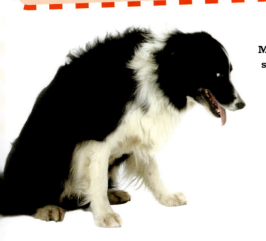

Mantenha o cérebro do seu cachorro ocupado e ativo.

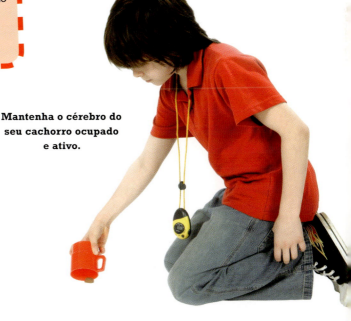

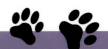

Jogando com brinquedos

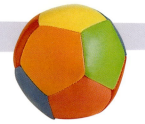

Brincar é uma parte muito importante da vida do seu cachorro. Acredita-se que brincar ajuda a desenvolver o cérebro do cachorro, assim como permite que ele se divirta e pratique suas habilidades de caça!

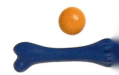

Alguns cães são muito animados para brincar e vão correr atrás de brinquedos e puxá-los naturalmente. Outros precisam de um pouco de ajuda e incentivo.

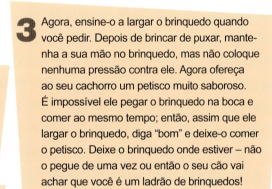

Siga as recomendações a seguir para garantir que o seu cachorro brinque de acordo com as regras!

1 Sempre use um brinquedo! Não permita que o seu cão morda suas mãos, roupas ou cabelo, ou que brinque de luta no chão. Use um brinquedo longo de puxar, uma bola amarrada em uma corda ou outro que mantenha suas mãos bem longe da boca dele.

2 Ensine-o a puxar, segurando o brinquedo próximo ao chão e movendo-o como uma cobra pelo chão. Permita que o seu cachorro corra atrás do brinquedo, pule sobre ele e agarre-o. Faça com que seja um jogo sutil!

3 Agora, ensine-o a largar o brinquedo quando você pedir. Depois de brincar de puxar, mantenha a sua mão no brinquedo, mas não coloque nenhuma pressão contra ele. Agora ofereça ao seu cachorro um petisco muito saboroso. É impossível ele pegar o brinquedo na boca e comer ao mesmo tempo; então, assim que ele largar o brinquedo, diga "bom" e deixe-o comer o petisco. Deixe o brinquedo onde estiver – não o pegue de uma vez ou então o seu cão vai achar que você é um ladrão de brinquedos!

4 Assim que ele terminar de comer, brinque de novo e repita a série. Após 3 ou 4 tentativas, a maioria dos cães vai soltar voluntariamente o brinquedo quando virem a comida chegando. Assim que ele começar a fazer isso, diga com calma "largue" ou "dê" um pouco antes de ele soltar.

5 O seu cão deve ser fiel às regras ao brincar. Se ele ainda tocar a sua mão ou qualquer parte da sua pele com os dentes enquanto brinca, diga "que pena", e o jogo acaba naquele instante!

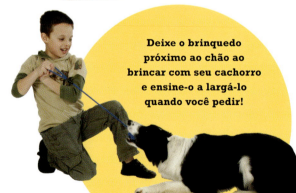

Deixe o brinquedo próximo ao chão ao brincar com seu cachorro e ensine-o a largá-lo quando você pedir!

Jogos e Brincadeiras

Brincadeira solitária

Os cães precisam aprender a se ocupar quando não tiverem companhia, e isso não inclui revirar a lixeira ou mastigar os móveis! Brinquedos de morder e brinquedos que devem ser usados sozinhos são alternativas perfeitas.

Brinquedos *Kong* ou brinquedos ocos, os quais podem ser preenchidos com comida, são bons. Caixas velhas de papelão ou garrafas de água vazias podem ser incríveis para brincar também, especialmente se você puser um punhado de ração dentro. Tente usar aquelas garrafas de plástico que amassam sem estourar.

Mágica do brinquedo duplo

Se o seu cão for bom em perseguir brinquedos, mas quer brincar de ficar longe ao invés de trazê-los para você, tente este truque para ter certeza de que vocês sempre terão um brinquedo cada um!

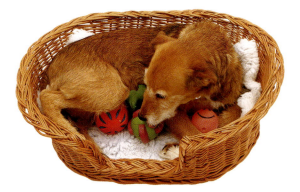

OS MELHORES BRINQUEDOS PARA O SEU CACHORRO

Para brincar com você:
- Brinquedos de puxar
- Bolas amarradas em cordas
- Bolas para jogar
- Bolas de futebol

Para ele brincar sozinho:
- *Kongs*
- Brinquedos de mastigar
- Cubo *Buster*
- Bolas
- Garrafas de água vazias e seguras.

1 Comece com dois brinquedos idênticos. Jogue um para o seu cachorro e deixe-o correr atrás e trazer de volta. Não tente pegar o dele, mas jogue o seu brinquedo para cima e brinque sozinho. O seu cão vai rapidamente perder o interesse no brinquedo dele e vai querer o seu no lugar!

2 Assim que ele largar o brinquedo, você pode jogar o seu e pegar o outro. Isso mantém os seus dedos seguros e deixa você no controle do jogo!

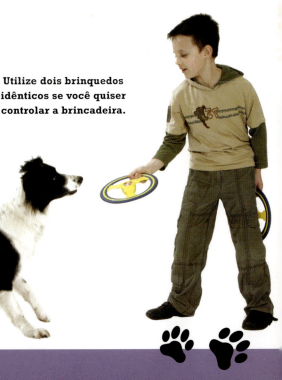

Utilize dois brinquedos idênticos se você quiser controlar a brincadeira.

Buscas fora de casa

No caminho certo

Os cães usam muito o focinho! Do ponto de vista dos humanos, nós podemos apenas imaginar o quanto de informação os cães conseguem obter apenas por meio do olfato. A habilidade natural que ele tem para farejar pode ser usada para fazer trilhas e buscas.

Deixar um rastro de cheiro é para o seu cão seguir ou largar objetos ao longo de uma trilha para o seu cão achar. Essa é uma atividade da qual qualquer raça pode participar – você não precisa ter um Bloodhound! É muito interessante observar o seu cão seguindo uma trilha "invisível" e fazendo algo que é tão natural para ele.

Fazer trilha é uma atividade que você mesmo pode fazer, ou você pode juntar-se a um grupo que faz trilhas regularmente. Se quiser tentar você mesmo, comece procurando uma área com grama – o jardim ou um parque – que ninguém tenha passado nas últimas horas. Você pode precisar acordar cedo para isso!

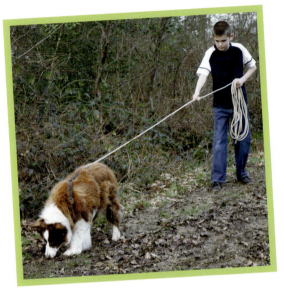

Todos os cães têm um ótimo olfato e podem ser ensinados a seguir um rastro quando estiverem fora de casa.

1 Ajuste de maneira segura a coleira no cachorro, ou peça para alguém segurá-lo para você.

2 Comece a partir de determinado ponto, como em uma árvore, ou fixe um galho no chão para saber qual é o seu ponto de partida.

3 Caminhe 10 passos em linha reta a partir do ponto de partida. Depois de dar 10 passos, pare e coloque alguns petiscos em uma vasilha, ou coloque o brinquedo favorito do seu cachorro no chão.

4 Volte pelo mesmo caminho.

5 Agora pegue o seu cachorro e leve-o para o ponto de partida. Incentive-o a farejar o chão mostrando com a sua mão. Faça com que ele siga o seu rastro e dê-lhe a recompensa no fim!

6 Pratique com o seu cachorro passeios em trilhas cada vez mais longas. Em breve, ele vai se tornar especialista em rastrear você, seus amigos e a sua família, ou até em fingir rastrear "criminosos" como um cão policial!

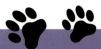

Jogos e Brincadeiras   83

Driblada canina

A maioria dos cachorros adora jogar futebol! Uns vão empurrar a bola com o focinho, outros vão usar as patas e outros simplesmente adoram ser o goleiro. Prepare um jogo de futebol e alguns petiscos.

1 Peça para o seu cachorro sentar, para que ele se concentre.

2 Coloque um petisco bem debaixo da bola e deixe o seu cachorro encontrá-lo. Ele vai empurrar a bola com o focinho para conseguir pegar o petisco. Diga "bom" assim que o focinho dele tocar na bola.

3 Pratique isso cerca de 10 vezes. Pegue e levante a bola a cada vez.

4 Coloque a bola no chão, mas não coloque um petisco embaixo. A maioria dos cães vai empurrar a bola de qualquer forma para ver se há comida lá. Se ele fizer isso, diga "bom" e dê um petisco da sua mão. Pratique esse jogo várias vezes até que o seu cão esteja driblando a bola como um jogador profissional!

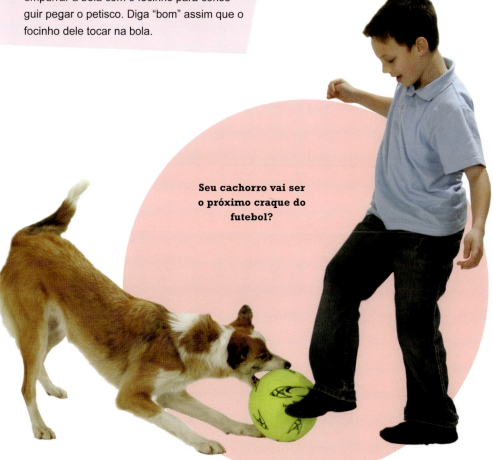

Seu cachorro vai ser o próximo craque do futebol?

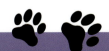

Jogos e Brincadeiras

Esportes e eventos

Divertir-se com o seu cachorro pode ser uma ótima maneira de fazer novos amigos e aprender novas habilidades. Veja se a sua cidade oferece programas de atividade física ou esportes para cães.

Atividade física para todos!

Fazer parte de um programa de agilidade para cães é uma ótima forma para o seu cão manter-se em forma e fazer novos amigos. Ele irá aprender a saltar sobre obstáculos, correr dentro de túneis e equilibrar-se sobre longas hastes – quase como um daqueles shows circenses. Não há restrição de raça para essa prática, a não ser para o treino de salto, em que o cão precisa ter mais de 1 ano de idade.

Flyball divertido

O *Flyball* é um jogo rápido e de muita agilidade, centrado na corrida de revezamento entre cães. Eles têm que correr em linha reta a partir de onde o dono estiver, pular sobre quatro obstáculos, ativar uma caixa especial que libera uma bola de tênis, pegar a bola, pular de volta sobre os quatro obstáculos e "passar o bastão" para o cachorro seguinte do seu time. Ufa! Não há restrição de raça e tamanho, já que a altura dos obstáculos é ajustável a partir do cão menor. Por que não tentar?

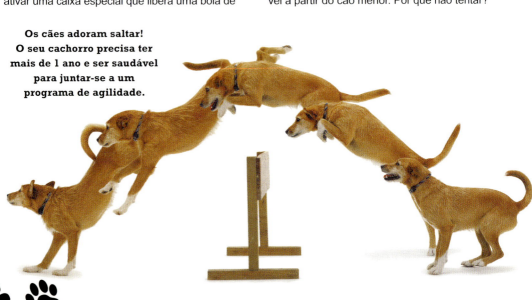

Os cães adoram saltar! O seu cachorro precisa ter mais de 1 ano e ser saudável para juntar-se a um programa de agilidade.

Jogos e Brincadeiras

Experiência de trabalho

As experiências de trabalho foram desenvolvidas para testar a habilidade de trabalho de cães como Pastores Alemães. Os cachorros aprendem a rastrear e achar objetos perdidos, conseguem dar saltos altos e longos, passear sem a coleira, pegar um peso de braço, atender quando for chamado, ficar parado quando solicitado e sair de perto do dono e ir até um local específico. Treinar para esse esporte requer muita prática e geralmente inclui ficar ao ar livre, seja qual for a condição climática. Definitivamente, é para aqueles que gostam de sair!

Natação

Todos os cachorros conseguem nadar, apesar de algumas raças nadarem melhor do que outras. Raças como Terranova, Poodle e Cão D'água Português foram criadas para trabalhar dentro e em volta da água. Se não houver mar ou um lago perto de você, não se preocupe. Piscinas para cachorros é a solução! Há algumas piscinas em que você pode até nadar com ele.

Festa dançante

Dançar com o seu cachorro, também conhecido como "performance musical", é muito divertido! Ensinam-se truques para os cães executarem enquanto uma música toca, e os adestradores geralmente se vestem de acordo com o tema da música que estão dançando. Se você ensinou ao seu cachorro alguns truques, por que não juntar esses truques em uma apresentação com fundo musical para a sua família e seus amigos? Seu cachorro vai adorar os aplausos!

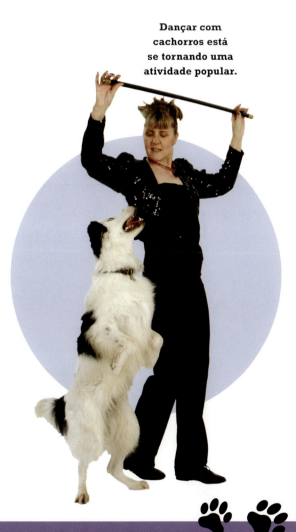

Dançar com cachorros está se tornando uma atividade popular.

FAÇA UM MINI TRAJETO DE OBSTÁCULOS

Você pode fazer um mini trajeto de obstáculos no próprio jardim atrás da sua casa.

- Faça mini obstáculos com troncos de bambu equilibrados sobre garrafas vazias de água. Ajuste a altura de acordo com o tamanho do seu cachorro.
- Construa uma "passarela para cães" a partir de uma tábua de madeira, equilibrada sobre tijolos. Coloque o tijolo e faça uma mini gangorra!
- Fixe um túnel de brinquedo no chão (para não ter o perigo de rolar). Esses túneis estão disponíveis em pet shops e são um ótimo presente de aniversário para você e para o seu cachorro.

Perguntas que você sempre quis fazer

Qual é a menor raça de cachorro?

O Chihuahua é a menor raça. Eles podem pesar menos de 0,9 kg, e quando são filhotes cabem na palma da mão! A raça com cães mais altos são o Wolfhound Irlandês, o Dogue Alemão, o São Bernardo, o Borzói, o Anatolian Karabash e o Mastife Inglês. Eles crescem até 90 cm, o que pode ser medido a partir dos ombros.

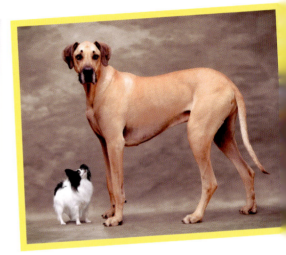

Um Chihuahua (à esquerda) e um Dogue Alemão (à direita): os cães são incrivelmente variados em suas personalidades, seus formatos e, claro, seus tamanhos!

Por que o meu cachorro boceja?

Os cães bocejam por muitos motivos – não apenas por estarem cansados! Tanto as pessoas como os cachorros bocejam quando estão estressados, entediados ou quando se sentem aliviados. Bocejar permite que o cachorro inale mais oxigênio, o que significa que o seu corpo estará pronto para agir, mas isso também permite que os músculos relaxem. Bocejar é muito contagioso. Até mesmo o fato de você estar lendo este texto sobre o bocejo pode fazer você sentir vontade de bocejar. Os cães também "pegam" os bocejos uns dos outros e podem até nos imitar quando fazemos isso.

O meu cachorro sonha?

É bem provável que os cães sonhem quando dormem. Alguns podem rosnar, ganir ou tremer durante o sono, movimentar-se como se estivessem correndo ou até mostrar os dentes. Claro que não sabemos se eles sonham com imagens e sons como nós, mas com certeza eles têm o equivalente a pesadelos também, basta repararmos na maneira como o corpo deles se move enquanto dormem!

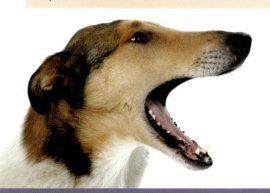

Jogos e Brincadeiras 87

O meu cachorro consegue ver cores?

Claro que não tem como perguntarmos o que eles enxergam, e isso torna difícil saber exatamente como eles vêem o mundo. O que nós sabemos é que os olhos dos cães são diferentes dos olhos dos humanos, e que eles não têm o mesmo número ou tipo de células que nos permitem ver cores. Mas o mundo deles não é em preto e branco. Apesar de provavelmente eles não enxergarem as cores vermelha e verde, eles conseguem ver tonalidades e sombreados até certo ponto.

A visão dos cachorros é muito melhor que a nossa. Isso significa que eles conseguem ver objetos no escuro como se estivessem brilhando. Os cães também são capazes de captar movimentos muito melhor do que humanos, e acredita-se que eles possam enxergar luzes piscantes melhor do que nós. Isso significa que provavelmente os cães vêem imagens na televisão como uma série de flashes de imagens e não como uma cena em movimento!

Acredita-se que os cães andam em círculo antes de deitar por ser um comportamento de "aninhar".

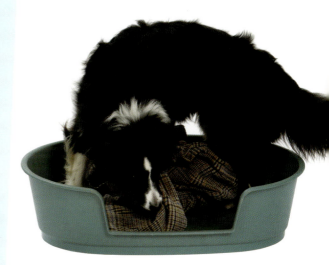

FATOS SOBRE OS CÃES

- O cachorro mais velho que se tem registro alcançou 29 anos. Era um Boiadeiro Australiano.
- O Basenji é a única raça de cachorro que não late. Em vez disso, eles emitem um som parecido com um cantar à tirolesa.
- Os Dálmatas nascem brancos. As manchas deles começam a aparecer quando têm cerca de 2 semanas de vida.

Por que o meu cachorro anda em círculo antes de deitar para dormir?

Os cães normalmente andam em círculo antes de deitar. Acredita-se que esse comportamento seja uma forma de "fazer ninho". Na vida selvagem, um cachorro deitaria para dormir sobre folhas e lodos ao ar livre, e não em um lugar fechado, numa cama. Nossos cães de estimação ainda carregam o instinto de fazer suas camas o mais aconchegante possível. Andar em círculo, pisoteando a cama, cria um formato perfeito de ninho!

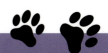

Por que o meu cachorro...?

Por que o meu cachorro tem dentes tão grandes?

Os cachorros são onívoros, isso significa que eles comem tanto vegetais como carne. Na vida selvagem, os cães caçavam para comer – perseguiam, agarravam e matavam as presas. Seus grandes dentes caninos dianteiros são enganchados para que eles agarrem presas e rasguem carne. Enquanto nossos dentes de trás têm o formato para mastigar, os deles foram feitos para triturar ossos e músculos. Os dentes dos cães são armas incríveis – e eles as carregam o tempo todo! Ainda bem que, quando eles são filhotes, a maioria aprende a usar a boca de uma maneira sutil. Isso permite que seja seguro ficar perto deles.

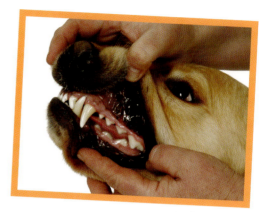

Os cães têm dentes incríveis para partir, morder e triturar a comida.

Por que o meu cachorro me lambe?

Os cães lambem as pessoas como um sinal de afeto. Isso começa quando eles são filhotes e suas mães os lambem para limpá-los, proporcionando sentimentos de conforto e proteção. Os filhotes também lambem suas mães para mostrar que querem comida. Ao lamber em volta da boca dela, eles esperam que ela regurgite alguma comida para eles. Esse gesto nunca é esquecido, e alguns cães lambem seus donos para demonstrarem seu afeto anos depois de terem sido filhotinhos. Lamber também é uma forma de o cachorro obter informações sobre as pessoas e o seu redor. Os cachorros têm um ótimo olfato e, às vezes, eles gostam de provar mais de uma coisa ao mesmo tempo para aumentar o contraste de cheiros. Algumas raças de cachorro parecem lamber mais que outras. Retrievers de pêlo curto, por exemplo, são famosos pelo tanto que eles gostam de lamber!

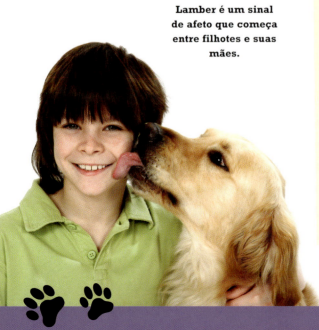

Lamber é um sinal de afeto que começa entre filhotes e suas mães.

Jogos e Brincadeiras

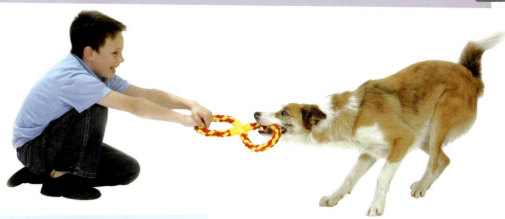

Por que o meu cachorro rosna quando brincamos?

Os cachorros rosnam por diversos motivos. Eles podem fazer esse som quando estiverem com medo ou como uma forma de alerta para nos afastarmos. Porém, os cães também rosnam quando estão brincando, fingindo estar bravos como se estivessem em uma briga de mentira. Talvez isso seja como crianças brincando de "monstro" no parque de diversão! Os cachorros geralmente rosnam se estiverem com um brinquedo e estiverem puxando, como num cabo de guerra. Em geral, não há razão para se preocupar se ele rosnar durante uma brincadeira, contanto que todo o resto do corpo dele pareça relaxado e amigável. Se o seu cachorro mostrar-lhe os dentes, ficar imóvel de repente ou colocar os dentes em você enquanto brincam, você deve parar imediatamente.

Por que quando o meu cachorro passa por outro cachorro ele anda em uma linha curva?

Os cães são muito bons em cumprimentar uns aos outros educadamente quando estão "dando uma volta". Se ambos estiverem sem coleira, provavelmente um deles vai andar fazendo uma curva em volta do outro, antes de se cheirarem para dizer "oi". Isso é como se estivessem se apresentando e é muito mais gentil do que andar reto em direção ao outro, o que pode ser interpretado como uma ameaça. Andar em curva dá a cada cachorro um tempo para conhecer o outro e significa que eles podem se sentir confiantes em relação ao comportamento educado do outro.

FATO SOBRE OS CÃES

Os cães têm duas dentições, assim como as pessoas. A primeira dentição, conhecida como dentes decíduos, é o equivalente a dentes de bebês. Eles ficam moles e caem aos poucos até o cachorro ter cerca de 5 meses de idade. Você pode encontrar alguns desses dentes no chão, depois de o seu cachorrinho ter brincado ou mordido algo.

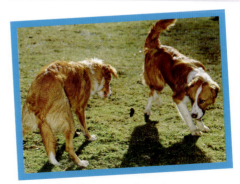

Os cães cumprimentam uns aos outros de forma educada e gentil ao se aproximarem andando em curva, em vez de se encontrarem cara-a-cara.

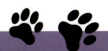

Glossário

Adolescência: idade aproximadamente entre 5 e 18 meses, na qual o seu cachorro equivale a um adolescente humano.

Brinquedo de mastigar: feito especialmente para o cão mastigar, como um osso de borracha.

Brinquedo de puxar: um brinquedo em que é possível ter uma pessoa de um lado e um cachorro do outro! Um brinquedo de puxar pode ser uma corda com nós, por exemplo.

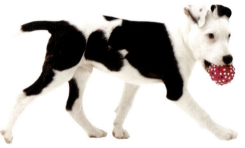

Cachorros de pequeno porte: são muito companheiros e gostam de ganhar abraços no seu colo. Por exemplo: Cavalier King Charles Spaniels e Yorkshire Terriers.

Cães de caça: cães que tradicionalmente saíam para caçadas e buscavam os pássaros caídos, como os Golden Retrievers e os Cocker Spaniels.

Canino: termo usado para descrever tudo o que está relacionado aos cães, e deriva do termo em latim *canis*, que significa cachorro.

Comando: a palavra que você diz ao seu cachorro quando quer que ele faça algo determinado, como "deite", ou "pegue".

Comida seca/pastosa: A comida pastosa de cães vem em latas. A ração seca para cães vem em bolinhas e geralmente numa caixa ou num saco.

Cuidados básicos: escovar e pentear os pêlos, cortar as unhas e escovar os dentes do seu cachorro.

Focinho: nariz e boca de um cachorro.

Gaiola: um abrigo para cães para ser usado dentro de casa.

Headcollar: muito parecido com o cabresto de um cavalo. Em vez de uma coleira que vai em volta do pescoço, essa vai sobre o focinho e a cabeça do cachorro.

Hounds: raças de cães que saem para caçadas para ajudar a enxergar a presa e persegui-la. Algumas, como os Greyhounds, têm uma visão excelente e podem enxergar a longa distância. Outros, como os Bloodhounds, têm ótimo faro para seguir rastros.

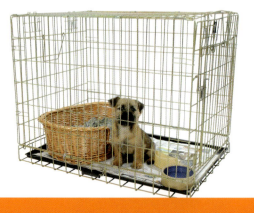

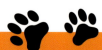

Glossário

Incentivo: usar uma comida como atrativo para incentivar o seu cachorro a ficar na posição que você quer que ele fique.

Kong: um brinquedo de borracha oco para o seu cachorro mastigar, que pode ser preenchido com petiscos.

Linguagem corporal: a forma como o corpo do cachorro se comporta, suas expressões faciais, a forma de abanar o rabo para se comunicar.

Mistura de raças: cruzamento entre duas raças conhecidas.

Petisco: um pequeno pedaço de comida de que o seu cachorro gosta, como salsicha.

Posição para brincar: quando a parte da frente do corpo do seu cão estiver abaixada e a parte traseira estiver levantada. Ele está nessa posição para convidar você ou outro cão para brincar.

Raças de pastoreio: cães usados em fazendas para ajudar a tocar o rebanho de ovelhas, vacas e, às vezes, outros animais, como gansos. Um exemplo é o Border Collie.

Raças úteis para trabalho: esses cães tradicionalmente atuavam em todos os tipos de tarefas para ajudar os humanos. Alguns eram cães de guarda, como o Doberman, outros ajudavam na fazenda, como o montanhês de Berna, que puxava carrinhos.

Rastrear: quando um cachorro usa seu faro para seguir um rastro de cheiro deixado por um humano ou por outro animal.

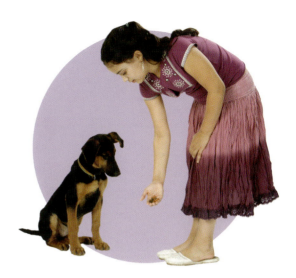

Recompensa: qualquer coisa que o seu cachorro gostar em troca de algo bom que ele tenha feito. Geralmente, uma comida ou uma brincadeira.

Socialização: apresentar o seu cachorro a muitos outros e a pessoas também, para ele se acostumar a se comunicar com eles.

Terrier: raças associadas a atividades no solo ou embaixo do solo, como perseguir ratos ou coelhos (p. ex.: o Jack Russel Terrier).

Trajeto de agilidade: um trajeto com obstáculos, incluindo saltos, túneis e subidas.

Trilha: uma série de pistas deixadas por uma pessoa ou um animal. Nós não conseguimos enxergar a trilha, mas nosso cachorro consegue farejá-la.

Veterinário: médico que cuida de animais.

Vira-lata: uma mistura de várias raças e tipos de cachorro.

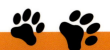

Sites e Instituições

Sites

www.portaldocachorro.com
Site repleto de informações úteis para os donos de cães.

www.caozinholegal.com.br
Aborda questões jurídicas a respeito de animais domésticos.

www.vidadecao.com.br
Cheio de dicas para os cuidados com todos os animais de estimação.

www.kcsp.com.br
Versão paulistana do clube de cães conhecido no mundo todo.

Converse com o seus amigos que também têm cachorros e troque idéias.

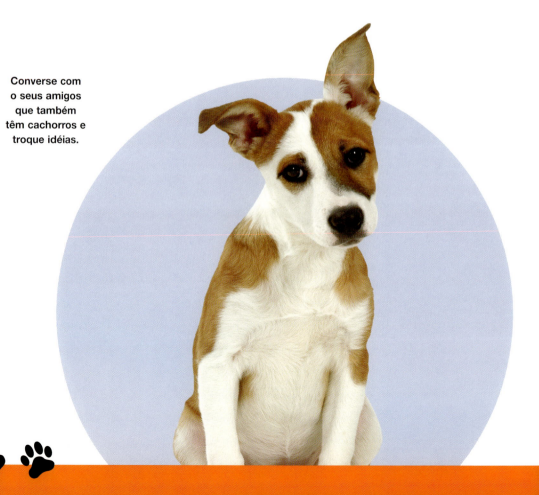

Instituições

União Internacional Protetora dos Animais – UIPA
Av. Presidente Castelo Branco, no 3.200.
Canindé. São Paulo – SP. Cep: 03036-000.
www.uipa.org.br

Kenel Clube São Paulo
Rua Cancioneiro Popular, 499. Brooklin. São Paulo – SP. Cep: 04710-000.
www.kcsp.com.br

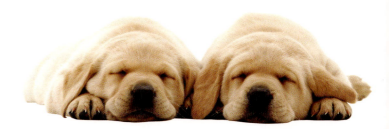
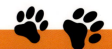

Índice remissivo

A
adestramento 47-67
   comportamento e truques
   ver também mau
Afghan Hound 42
agilidade 21
   esporte 84-85
alimento
   recompensa 50-51
   roubando 59
   teste 17
   treinando 14-15
andando em formato de oito 71
andando para trás 72
andar 49, 64
   ver também coleiras, água,
   ver nadar, ansiedade,
   ver medo
atender ao chamar 62
avançar 39

B
banheiro, ver ensinamentos em casa
Basenji 87
Beagle 42
bicicletas 75
boca 29
Border Collie 43
brigando 35
brincadeiras 76-79
brincando de luta 34-35
   ver também brincadeiras

brinquedos 35, 80-81
brinquedos de morder 81
   ver também brinquedos
Brinquedos *Kong* 78, 81
   ver também brinquedos

C
cabeça 29, 51
cachorros australianos para pastoreio, 87
cachorros Montanhês de Berna 43
cachorros perigosos 38-39, 74-75
cães de caça 43
caminhadas 82
cão d'água português 85
cão dinamarquês 21, 86
Cavalier King Charles Spaniel 42, 43, 73
chamar a atenção do seu cachorro 52
checklists 41, 51, 57
cheiros 30-31
Chihuahua 86
choro 32
Cocker Spaniel 42-43, 73
coleira peitoral 65
coleiras
   diferentes tipos 65
   segurança 75
   treinamento 64
comer, ver alimento
Corgi 43

D
Dálmatas 43, 87
dançar com cachorros 85
dar a pata 69
deitar 60
demarcando território 31
dentes 29, 88, 89
   dentição 16, 55, 89
   escovação 18
   ver também morder
Doberman 68
doenças, ver saúde
dormir
   filhotes 13-14
   rodear 87
   segurança 75

E
encarando, ver raiva e olhos
encontrar e cumprimentar 56, 89
ensinamentos em casa 54
escovação, ver tosa
esportes 84-85
estranhos 74-75
exercício 20-21

F
face 34
   ver também linguagem corporal
felicidade 27, 40-41
fora de casa
   adestramento 63

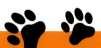

Índice Remissivo

brincadeiras 82-83
   ver também exercício
Foxhounds 42
futebol 21, 83

G
ganir 32
girar 70
Golden Retriever 18, 43, 50, 69
Greyhound 42
guloseima, ver recompensas

H
Heeler de Lancashire 43
Hound 42

I
idade
   adolescência 11
   idade adulta 11
   idade avançada 11, 87
   infância 10, 12-13, 56
instintos 17

J
Jack Russell Terrier 43, 70

K
Kong 78, 81

L
Labradores 35, 43, 69, 73
lamber 88
   ver também medo

latido, ver sons
língua
   ver também lamber
linguagem corporal 22-23
lobos 32
lutando 35

M
mandando sentar 53, 58
mandar buscar 73
   ver também jogos
Mastife Inglês 86
mau comportamento, ver
   pular e roubar
medo 27, 28, 36-37
morder
   filhotes 55
   ver também raiva

N
nadando 85
   ver também exercício

O
objetos perigosos 16-17
olhos
   emoções 39
   linguagem corporal 25, 28
   saúde 19
   ver também visão
orelhas
   linguagem corporal 28
   saúde 19
organizações 93

P
parar 61
Pastor Alemão 18, 35, 85
Pastor da Anatólia 86
patas traseiras (passeando na
   coleira) 64
perguntas sobre o seu cão
   86-89
Poodle 85
pulando
   agilidade 84
   pulando 58
   ver também felicidade

R
rewards 50–51
rabo
   linguagem corporal 26-27
   ver também felicidade
ração para cachorro, ver
   alimento
raças utilitárias e para
   trabalhar 43
raças para pastoreio 43
raças para pastoreio e de
   boiadeiros 43
raiva 38-39
rastejar 27
recompensas 50-51
repreender 62
resmungando 36, 86
rolando 68
rosnar 33, 89
   ver também raiva

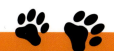

Índice Remissivo e Agradecimentos

roubar 59, 66-67

S
São Bernardo 21, 86
saúde 18-19
segurança
   cães bravos 39
   cães que "estranham" 74-75
   protegendo o seu cão 16-17
segurando um filhote 15
sentidos, ver cheiros
sentimentos, ver raiva, medo e felicidade
socialização 11, 56-57, 89
sonhando 86

ver também dormindo
sons 32-33
Springer Spaniel 69,73

T
tamanho 11, 86
Terranova 20, 85
testes 17, 44-45
tosa 18-19
truques 68-73

U
uivar 33
   ver também brinquedos

V
viagem 57
viagem de carro 57
visão 87
   filhotes 12

W
web sites 92
Wolfhound Irlandês 86

Y
Yorkshire Terrier 43

Agradecimentos

Fotografias

Jane Burton and Kim Taylor (Warren Photographic) 1, 2, 7l, 8, 9, 12m, 13, 20r, 21l, 22, 23, 25l, 26tm, m, mb, 28l, 32r, 33, 35r, 37, 39, 40b, 43l, 44tl, 44tr, 45tl, 45tr, 52r, 54, 55, 56tl, 59, 63tl, bl, 64, 65br, 68t, 76, 77, 81t, 84b, 90l, 93; Corbis 42r, 86t; David King 27rb; J.L. Klein & M.L. Hubert (Oxford Scientific Films) 16l; Andrew Sydenham 18l, 80t.

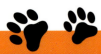